21世纪高等院校精编教材
高等医学院校系列规划教材

系统解剖学实验

第 2 版

任振华　孟庆玲 ◎ 主编

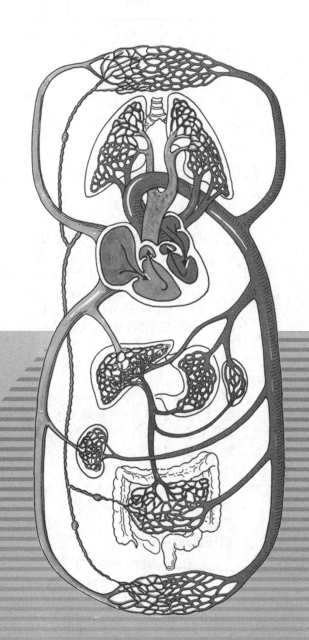

北京师范大学出版集团
安徽大学出版社

图书在版编目(CIP)数据

系统解剖学实验 / 任振华,孟庆玲主编. -- 2 版. -- 合肥:安徽大学出版社,2024.10(2025.3重印). -- ISBN 978-7-5664-2860-8

Ⅰ. R322-33

中国国家版本馆 CIP 数据核字第 2024GN1051 号

系统解剖学实验(第2版)
XITONG JIEPOUXUE SHIYAN

任振华 孟庆玲 主编

出版发行:	北京师范大学出版集团
	安 徽 大 学 出 版 社
	(安徽省合肥市肥西路3号 邮编230039)
	www.bnupg.com
	www.ahupress.com.cn
印　　刷:	安徽利民印务有限公司
经　　销:	全国新华书店
开　　本:	787 mm×1092 mm　1/16
印　　张:	11
字　　数:	215 千字
版　　次:	2024 年 10 月第 2 版
印　　次:	2025 年 3 月第 2 次印刷
定　　价:	32.00 元

ISBN 978-7-5664-2860-8

策划编辑:刘中飞　武溪溪	装帧设计:李　军
责任编辑:武溪溪	美术编辑:李　军
责任校对:陈玉婷	责任印制:赵明炎

版权所有　侵权必究

反盗版、侵权举报电话:0551—65106311
外埠邮购电话:0551—65107716
本书如有印装质量问题,请与印制管理部联系调换。
印制管理部电话:0551—65106311

本书编委会

主　　编　任振华　孟庆玲
副 主 编　徐胜春　龚　鑫　刘梅梅　张子轩
编　　者（按姓氏笔画排序）

　　　　　　邓雪飞　安徽医科大学
　　　　　　任振华　安徽医科大学
　　　　　　刘梅梅　安徽医学高等专科学校
　　　　　　张子轩　皖西卫生职业学院
　　　　　　张晓明　安徽医科大学
　　　　　　张媛媛　安徽医科大学
　　　　　　庞　刚　安徽医科大学
　　　　　　孟庆玲　安徽医科大学
　　　　　　徐金勇　安徽医科大学
　　　　　　徐胜春　安徽医科大学临床医学院
　　　　　　涂丽莉　安徽医科大学
　　　　　　龚　鑫　皖南医学院
　　　　　　梁　亮　安徽医科大学
视频制作　邓雪飞　彭　瑞

前 言

系统解剖学作为一门重要的基础医学课程,是按照人体器官功能系统阐述正常人体器官的形态结构、生理功能及其生长发育规律的科学。理解和掌握人体各系统和器官的正常形态结构知识,可为医学类相关专业学生学习其他基础医学和临床医学课程奠定坚实的形态学基础。由于该门课程实践性非常强,因此,国内医学院校在理论讲授之外,还开设了系统解剖学实验课,指导学生深入细致地观察人体标本和模型,甚或结合当今数字技术和人工智能等开展虚拟解剖实验教学,其目的在于使学生正确地认识和掌握正常人体形态结构。

《系统解剖学实验》第一版由安徽医科大学孟庆玲、庞刚主编,出版5年来,得到了使用院校的好评,收到了同行的诸多宝贵意见。本次修订是在第一版框架和广泛征求意见的基础上,以国家级规划教材为蓝本,遵循教学大纲、教学规律及教学原则的要求完成的,结合编者多年的实验教学经验,尽可能地吸纳当今临床新进展、新技术以及虚拟解剖等教学成果,在基本知识、基本理论、基本技能三方面强化夯实医学生基础,从思想性、科学性、先进性、启发性、适用性等角度引领医学生,弘扬"敬佑生命、救死扶伤、甘于奉献、大爱无疆"的卫生与健康工作者精神,将政治素养和医德医技培养贯穿修订、编写全过程。

本书以"标本"为中心,重点描述人体相关结构的位置、形态特点及观察方法和要点,共16章。每章根据内容多寡再分为1~5个实验,各院校可根据教学实际拆分或合并有关实验项目;部分实验后增加了相关临床知识或临床操作的解剖学基础,以满足基础与临床相结合的需求;书中还设置了练习题,包括单项选择题、多项选择题、名词解释、问答题和思考题,以帮助学生进一步巩固理论和实验教学知识,培养学生分析问题、解决问题的能力;此外,每章还通过二维码形式链接医学小课堂、解剖学思维导图和重难点结构微视频,以便更好地指导医学生全面、有序、细致地观察人体结构。

本书的编写和出版受到中共安徽省委教育工委、安徽省教育厅高校"三全育人"综合改革和思想政治能力提升计划项目的资助。本书以推进习近平新时代中国特色社会主义思想"三进"为目标,服务于高等医学院校临床医学、麻醉学、口腔医学、医学影像学、康复治疗学、护理学等医学类相关专业系统解剖学实验教学,同时亦可供预防医学、临床药学、卫生事业管理、劳动与社会保障等专业学生学习人体解剖学实验使用。

  由于编者自身能力和经验所限，书中错误之处在所难免，编写内容和方式是否妥当、合理也需在教学实践中进一步检验。恳请使用本书的广大师生不吝赐教，给予批评、指正，以使本书日臻完善。

任振华　孟庆玲

2024 年 6 月

目 录

第一章 骨学 ··· 1

    实验一 骨学总论 ·· 2

    实验二 中轴骨 ··· 3

    实验三 附肢骨 ··· 6

    练习题 ·· 9

第二章 关节学 ··· 13

    实验一 关节学总论 ··· 14

    实验二 中轴骨连结 ··· 15

    实验三 附肢骨连结 ··· 17

    练习题 ·· 20

第三章 肌学 ·· 24

    实验一 肌学总论、头颈肌和躯干肌 ·· 25

    实验二 上肢肌和下肢肌 ··· 29

    练习题 ·· 33

第四章 消化系统 ··· 36

    实验一 消化管 ··· 37

    实验二 消化腺 ··· 40

    练习题 ·· 43

第五章　呼吸系统 ... 48

实验一　呼吸道 ... 49
实验二　肺、胸膜和纵隔 ... 51
练习题 ... 53

第六章　泌尿系统 ... 57

实验　泌尿器官 ... 58
练习题 ... 61

第七章　生殖系统 ... 64

实验一　男性生殖系统 ... 65
实验二　女性生殖系统 ... 67
实验三　乳房和会阴 ... 68
练习题 ... 70

第八章　腹膜 ... 74

实验　腹膜及其形成的结构 ... 75
练习题 ... 78

第九章　心血管系统 ... 80

实验一　心 ... 82
实验二　动脉 ... 85
实验三　静脉 ... 89
练习题 ... 93

第十章　淋巴系统 ... 101

实验一　淋巴管道 ... 102
实验二　淋巴器官 ... 103
练习题 ... 105

第十一章　感觉器官 ... 107

实验一　视器 ... 108

实验二　前庭蜗器 ……………………………………………………………………… 110
　　练习题 …………………………………………………………………………………… 113

第十二章　周围神经系统 …………………………………………………………… 117

　　实验一　脊神经 …………………………………………………………………………… 118
　　实验二　脑神经 …………………………………………………………………………… 121
　　实验三　内脏神经系统 ………………………………………………………………… 124
　　练习题 …………………………………………………………………………………… 126

第十三章　中枢神经系统 ……………………………………………………………… 130

　　实验一　脊髓 ……………………………………………………………………………… 131
　　实验二　脑干 ……………………………………………………………………………… 132
　　实验三　小脑 ……………………………………………………………………………… 134
　　实验四　间脑 ……………………………………………………………………………… 136
　　实验五　端脑 ……………………………………………………………………………… 136
　　练习题 …………………………………………………………………………………… 139

第十四章　神经系统传导通路 ………………………………………………………… 145

　　实验一　感觉传导通路 ………………………………………………………………… 146
　　实验二　运动传导通路 ………………………………………………………………… 148
　　练习题 …………………………………………………………………………………… 150

第十五章　脑和脊髓的被膜、血管及脑脊液循环 ………………………………… 154

　　实验一　脑和脊髓的被膜及脑脊液循环 …………………………………………… 155
　　实验二　脑和脊髓的血管 …………………………………………………………… 156
　　练习题 …………………………………………………………………………………… 159

第十六章　内分泌系统 ………………………………………………………………… 162

　　实验　内分泌腺 ………………………………………………………………………… 163
　　练习题 …………………………………………………………………………………… 165

第一章 骨 学

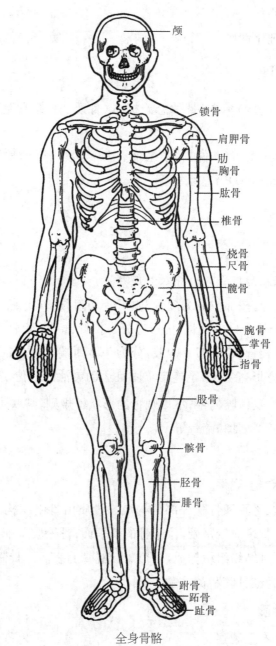

全身骨骼

实验一　骨学总论

一、实验目的与要求

(1) 掌握骨的分类；熟悉长骨的特点；了解短骨、扁骨和不规则骨的特点。
(2) 掌握骨的构造。
(3) 了解骨的理化性质。

二、实验教具

(1) 标本　全身骨骼标本；骨学总论标本（骨质、骨膜、骨髓及煅烧骨和脱钙骨）等。
(2) 其他　挂图、图谱、课件、教学录像、多媒体数码互动教学系统、人工智能（artificial intelligence, AI）智慧系统等。

三、观察方法

1. 骨的分类

在全身骨骼标本及骨学总论标本上观察。

成人有206块骨，按部位分为颅骨、躯干骨和附肢骨（上、下肢骨）3部分，颅骨和躯干骨合称中轴骨；按形态分为长骨、短骨、扁骨和不规则骨4类。长骨呈长管状，分布于四肢，分为一体两端，体内有中空的骨髓腔；短骨呈立方形，多分布于连结牢固且运动灵活的部位；扁骨呈板状，主要构成颅腔及体腔的壁；不规则骨的形状不规则，某些不规则骨内有含气的腔，为含气骨，如上颌骨和筛骨等。

骨架

2. 骨的构造

在骨学总论标本上观察。

骨主要由骨质、骨膜和骨髓3部分构成。骨质由骨组织构成，按结构可分为骨密质和骨松质。骨密质较坚硬，位于骨的外表面；骨松质呈疏松状，位于骨的内部。骨膜主要由纤维结缔组织构成，被覆于新鲜骨的表面。骨髓位于骨松质间隙和骨髓腔内，可分为红骨髓和黄骨髓2类。

3. 骨的理化性质

在骨学总论标本上观察。

用手指捻捏煅烧骨(去除有机质),极易破碎,说明骨的无机质可使骨坚硬、具有脆性。取出脱钙骨(去除无机质),观察骨的外形是否改变,用手触摸、扭转脱钙的肋骨,发现其可任意弯曲甚至打结,说明骨的有机质使骨具有良好的弹性和韧性。

> **骨髓穿刺术和骨髓活组织检查术**
>
> 通过骨髓穿刺术采集的骨髓液常用于血细胞形态学检查,也可用于造血干细胞培养、细胞遗传学分析和病原生物学检查等,以协助诊断、观察疗效和判断预后。常用的穿刺部位主要有:①髂前上棘穿刺点,位于髂前上棘后1~2 cm处,病人取仰卧位;②髂后上棘穿刺点,位于骶骨两侧、臀部上方突出的部位,病人取侧卧位;③胸骨穿刺点,位于胸骨上部、相当于第1、2肋间隙的部位,病人取仰卧位;④腰椎棘突穿刺点,位于腰椎棘突突出的部位,病人取坐位或侧卧位。
>
> 骨髓活组织检查术用于协助诊断骨髓增生异常综合征、原发性或继发性骨髓纤维化症、低增生性白血病、骨髓转移癌、再生障碍性贫血、多发性骨髓瘤等。检查部位多选择:①髂前上棘,病人取仰卧位;②髂后上棘,病人取侧卧位。

实验二 中轴骨

一、实验目的与要求

(1)掌握椎骨的一般形态特征及各部椎骨的主要特征;掌握胸骨的分部及胸骨角的概念;了解肋的分类及形态特点。

(2)掌握分离颅骨的名称;掌握翼点和鼻旁窦的主要形态特征;熟悉颅底内面观的形态特点;了解颅顶面观、颅底外面观的主要形态特征;了解颅囟。

二、实验教具

(1)标本 全身骨骼标本;分离躯干骨标本;整体和分离颅骨标本;颅盖和颅底标本;新生儿整颅标本等。

(2)模型 颞骨、蝶骨和颅底放大模型;手骨模型;足骨模型;男、女性骨盆模型等。

(3) 其他　挂图、图谱、课件、教学录像、多媒体数码互动教学系统、AI 智慧系统等。

三、观察方法

1. 躯干骨

在全身骨骼标本、分离躯干骨标本及男、女性骨盆模型上观察。

（1）椎骨　椎骨由前方的椎体和后方的椎弓形成。椎体和椎弓围成椎孔，24 个椎孔相连接形成椎管，容纳脊髓。相邻两个椎体的椎弓根围成椎间孔，有脊神经和血管通过。自椎弓上发出棘突 1 个及横突和上、下关节突各 1 对。

椎骨

颈椎共 7 块，横突有横突孔，第 2~6 颈椎棘突末端分叉。第 1 颈椎又名寰椎，由前弓、后弓和侧块组成，无椎体、棘突和关节突；第 2 颈椎又名枢椎，椎体向上伸出齿突；第 7 颈椎又名隆椎，棘突特别长，末端不分叉，活体易触及，常作为计数椎骨序数的标志。

胸椎共 12 块，椎体侧面的上、下缘处和横突末端有肋凹，棘突较长，伸向后下，呈叠瓦状排列。

腰椎共 5 块，椎体粗壮，横断面呈肾形，棘突呈板状，水平伸向后方。

骶骨由 5 块骶椎融合形成，呈尖向下的三角形，前面光滑，有骶前孔（4 对）；后面粗糙，有骶后孔（4 对）、骶管、骶管裂孔和骶角。

尾骨由 3~4 块退化的尾椎融合形成。

（2）胸骨　胸骨为扁骨，位于胸前壁正中，分为胸骨柄、胸骨体和剑突 3 部分。胸骨柄与胸骨体交界处形成胸骨角，微向前突，两侧平对第 2 肋，是计数肋的重要标志，向后平对第 4 胸椎体下缘。

（3）肋　肋有 12 对，第 1~7 对为真肋，第 8~10 对为假肋，第 11~12 对为浮肋。肋由肋骨和肋软骨组成。肋骨的后端有肋头、肋颈和肋结节；肋体内面下缘有肋沟，肋体的后部急转处为肋角。

2. 颅骨

在整体和分离颅骨标本、颅盖和颅底标本、新生儿整颅标本及颞骨、蝶骨和颅底放大模型上观察。

（1）脑颅骨　脑颅骨共 8 块，包括成对的顶骨和颞骨及不成对的额骨、枕骨、蝶骨和筛骨。

颞骨以外耳门为中心，前上方为鳞部，前下方为鼓部，内侧为岩部。观察外耳门前方的下颌窝和关节结节。

蝶骨位于颅底内侧面中央，其中部为蝶骨体（主要观察蝶鞍和垂体窝），伸向两侧的为1对大翼(主要观察圆孔、卵圆孔和棘孔)和1对小翼(主要观察视神经管)。

筛骨呈"巾"字形,横行的为筛板(上有筛孔),纵行向下的为筛骨垂直板(参与构成鼻中隔),两侧部为筛骨迷路(内侧壁上有上鼻甲和中鼻甲)。

(2)面颅骨 面颅骨共15块,包括成对的上颌骨、颧骨、泪骨、鼻骨、腭骨和下鼻甲,以及不成对的下颌骨、犁骨和舌骨。

下颌骨呈弓形,中部为下颌体,其前外侧面有颏孔。下颌体向后上移行为下颌支,下颌支的上端前方突起为冠突,后方突起为髁突,髁突上端膨大形成下颌头(参与构成颞下颌关节)。下颌体的下缘和下颌支后缘相交处为下颌角。

(3)颅的整体观

颅盖内、外面观:外面可见额骨与顶骨之间的冠状缝、两侧顶骨之间的矢状缝、顶骨与枕骨之间的人字缝。内面凹陷,正中线上有上矢状窦沟,沟两侧有许多颗粒小凹,是蛛网膜粒的压迹。

颅后面观:可见人字缝和枕骨。枕骨中部最突出的是枕外隆凸。

颅底内面观:内面凹凸不平,以蝶骨小翼和颞骨岩部上缘为界分为颅前窝、颅中窝和颅后窝。①颅前窝正中为筛骨的筛板,上有小孔,为筛孔,筛板正中的突起为鸡冠。②颅中窝中央部为蝶骨体,上有凹陷,为垂体窝,窝的前外侧为视神经管,管的外侧有突向后方的前床突;垂体窝后方隆起为鞍背,垂体窝与鞍背合称为蝶鞍。蝶骨体两侧的浅沟为颈动脉沟,沟的后端有破裂孔,续于颈动脉管内口。在两侧部,蝶骨小翼与大翼之间为眶上裂,在蝶骨大翼上由前内侧向后外侧依次排列有圆孔、卵圆孔和棘孔。颞骨岩部尖端前面的凹陷为三叉神经压迹,颞骨岩部中央的弓状隆起与颞骨鳞部之间为鼓室盖。③颅后窝中央为枕骨大孔,孔的前外侧缘有舌下神经管内口,前方为斜坡,后上方的十字隆起为枕内隆凸;后者向两侧移行为横窦沟,横窦沟继续向前下内移行为乙状窦沟,末端终于颈静脉孔。颞骨岩部后面有内耳门,通内耳道。可借助探针观察颅底的孔、裂、管、道的交通情况。

颅底外面观:前部由上颌骨腭突和腭骨水平板构成骨腭,中部是蝶骨翼突,后部正中为枕骨大孔,其前外侧有破裂孔、颈静脉孔和颈动脉管外口等结构。可借助探针观察各结构与颅内的交通情况。

颅的侧面观:可见脑颅骨中的额骨、蝶骨、顶骨、颞骨和枕骨,以及面颅骨的颧骨和上、下颌骨。借助颧弓可将颅的侧面分为上方的颞窝和下方的颞下窝。颞窝内有翼点,是额骨、顶骨、颞骨、蝶骨形成的H形缝,其骨质薄弱,内面有血管沟,有脑膜中动脉前支通过。

颅的前面观:可见额骨和面颅骨,分为额区、眶、骨性鼻腔和骨性口腔。面部中央为梨状孔,通鼻腔。①眶呈四面锥体形,有一尖、一底和四壁。尖指向后内侧,经视神经管通颅中窝。底为眶口,眶上缘中、内1/3交界处有眶上孔或眶上切迹,眶下缘中份的下方有眶下孔。眶上壁前外侧有泪腺窝;下壁中份有眶下沟,经眶下管通眶下孔;内侧壁前下份有泪囊窝,向下经鼻泪管通鼻腔;外侧壁与上壁交界处有眶上裂通颅中窝,与下壁交界处有眶下裂通颞下窝。可借助探针观察眶与颅内及颞下窝的交通情况。②骨性鼻腔的外侧壁自上而下有上、中、下鼻甲,鼻甲下方有相应的上、中、下鼻道,上鼻甲的后上方与蝶骨之间的间隙为蝶筛隐窝。③鼻旁窦位于鼻腔周围,共4对。额窦、上颌窦、蝶窦和筛窦分别位于眉弓深面、上颌体内、蝶骨体内及筛骨迷路内,其中额窦、上颌窦均开口于中鼻道,蝶窦开口于蝶筛隐窝,前、中筛窦开口于中鼻道,后筛窦开口于上鼻道。

(4)新生儿颅　新生儿面颅小,约占全颅的1/8。新生儿颅骨尚未完全发育,骨缝间充满纤维组织膜,在多骨交界处,间隙的膜较宽大,形成颅囟,主要有额骨与顶骨之间呈菱形的前囟和顶骨与枕骨之间呈三角形的后囟。

实验三　附肢骨

一、实验目的与要求

(1)熟悉上肢骨的配布;掌握锁骨、肩胛骨、肱骨、桡骨和尺骨的形态特征;了解手骨的形态特征。

(2)熟悉下肢骨的配布;掌握髋骨、股骨、胫骨和腓骨的形态特征;了解髌骨和足骨的形态特征。

二、实验教具

(1)标本　全身骨骼标本;分离上、下肢骨标本等。

(2)模型　手骨和足骨模型;男女性骨盆模型等。

(3)其他　挂图、图谱、课件、教学录像、多媒体数码互动教学系统、AI智慧系统等。

三、观察方法

1. 上肢骨

在全身骨骼标本、分离上肢骨标本及手骨模型上观察(注意区分各骨的侧别)。

(1)上肢带骨　上肢带骨包括锁骨和肩胛骨。

锁骨呈S形，架于胸廓前上方，内侧2/3凸向前，外侧1/3凸向后，在活体上可触摸锁骨全长。

肩胛骨呈三角形，贴于胸廓后外面，介于第2~7肋之间。前面大的浅窝为肩胛下窝；后面横行的骨嵴为肩胛冈，冈上、下的浅窝分别为冈上窝和冈下窝，肩胛冈向外侧延续为肩峰。外侧角肥厚，形成朝向外侧方梨形的关节盂；上角平对第2肋；下角平对第7肋或第7肋间隙。

（2）自由上肢骨 除腕骨外，其余的自由上肢骨均属长骨。

肱骨有一体两端。上端有朝向后内侧的半球形的肱骨头，其外侧和前下方有大结节和小结节，两者之间为结节间沟。肱骨上端与体的交界处为外科颈。肱骨体中部的外侧有三角肌粗隆，后面中部有自内上斜向外下的桡神经沟。下端外侧是半球形的肱骨小头，内侧为肱骨滑车，二者上方分别有突向侧方的外、内上髁。在内上髁的后方有尺神经沟。滑车后上方的深窝为鹰嘴窝。

桡骨位于前臂外侧部，分一体两端。上端稍膨大，为桡骨头，其周缘有环状关节面。头下方稍缩窄，为桡骨颈。桡骨颈下内侧的突起为桡骨粗隆。下端前凹后凸，外侧向下突出形成桡骨茎突。

尺骨位于前臂内侧部，分一体两端。上端前面半圆形的深凹为滑车切迹，切迹后上方的突起为鹰嘴，前下方的突起为冠突。冠突外侧面有桡切迹。下端稍膨大，形成尺骨头。后者向后内侧突出，形成尺骨茎突。

手骨包括腕骨、掌骨和指骨。腕骨是短骨，8块，排成近、远侧两列。由桡侧向尺侧，近侧列为手舟骨、月骨、三角骨和豌豆骨，远侧列为大多角骨、小多角骨、头状骨和钩骨（记忆口诀为"舟、月、三角、豆，大、小、头状、钩"）。掌骨共5块，由桡侧向尺侧依次为第1~5掌骨。指骨共14块，拇指2节，分近节指骨和远节指骨；其余各为3节，分别是近节指骨、中节指骨和远节指骨。

2. 下肢骨

在全身骨骼标本、分离下肢骨标本、男女性骨盆模型及足骨模型上观察（注意区分各骨的侧别）。

（1）下肢带骨 下肢带骨即髋骨，由髂骨、坐骨和耻骨在髋臼处融合而成。

髂骨构成髋骨的上部，分肥厚的髂骨体（构成髋臼上2/5）和扁阔的髂骨翼。髂骨翼上缘为髂嵴，其前、后端分别为髂前、后上棘，髂前上棘向后约6 cm处向后外突起，形成髂结节。髂骨翼内面的浅窝为髂窝，其下界的骨嵴为弓状线。髂骨翼后下方有耳状面，与骶骨的耳状面相关节。

坐骨构成髋骨的下部，分坐骨体（构成髋臼后下2/5）和坐骨支。坐骨体后缘有坐骨棘，其上、下方分别有坐骨大、小切迹。坐骨体下后部向前上内延伸为较细的坐骨支，与耻骨下支相结合。坐骨体与坐骨支移行处的后部为粗糙的隆起，即坐骨结节。

耻骨构成髋骨的前下部，分耻骨体（构成髋臼前下 1/5）和上、下 2 支。耻骨体向前内伸出耻骨上支，其末端急转向下，形成耻骨下支。耻骨上支的上缘有耻骨梳，向前终于耻骨结节。耻骨上、下支移行部的内侧有椭圆形的耻骨联合面。耻骨下支伸向后下方，与坐骨支结合。耻骨与坐骨共同围成闭孔。

髂、坐、耻三骨的体合成髋臼。其内半月形的关节面为月状面，中央未形成关节面的凹陷部分为髋臼窝，髋臼边缘下部的缺口为髋臼切迹。

(2) 自由下肢骨　除跗骨、髌骨外，其余的自由下肢骨均属长骨。

股骨是人体最长（约为身高的 1/4）、最结实的长骨，分一体两端。上端有朝向内上方球形的股骨头，头外下方狭窄处为股骨颈。股骨颈外侧和内下方的隆起分别为大、小转子。大、小转子之间，前面有转子间线，后面有转子间嵴。下端膨大，其内、外侧分别向后突出，形成内、外侧髁。两髁前方的关节面相连，形成髌面，两髁后份间的深窝为髁间窝。

股骨

髌骨是全身最大的籽骨，上宽下窄，前面粗糙，后面光滑，关节面内侧部较外侧部宽大。

胫骨位于小腿内侧部，分一体两端。上端粗大，向两侧突出，形成内、外侧髁。上端前面的粗糙隆起为胫骨粗隆。胫骨体呈三棱柱状，后方有斜行的比目鱼肌线。下端内侧向下突出，形成内踝。

腓骨位于小腿外侧部，上端膨大，形成腓骨头，头下方细窄，为腓骨颈。下端稍扁平，外踝朝向外下方。

足骨包括跗骨、跖骨和趾骨。跗骨共 7 块，排成 3 列，后列的上方是距骨，有前宽后窄的关节面，跟骨位于其下方；中列为足舟骨；前列自内侧向外侧依次为内侧楔骨、中间楔骨、外侧楔骨和骰骨（记忆口诀为"距上跟下，舟前三楔，骰骨在外"）。跖骨共 5 块，由胫侧向腓侧依次为第 1～5 跖骨。趾骨共 14 块，其命名同指骨。

练 习 题

1. 单项选择题

(1) 下列各骨中,不属于长骨的是(　　)。

　A. 桡骨　　　　　　　　　　B. 指骨

　C. 肱骨　　　　　　　　　　D. 肋骨

　E. 股骨

(2) 躯干骨包括(　　)。

　A. 椎骨、尾骨、骶骨、肋　　　B. 椎骨、肋、胸骨、锁骨

　C. 椎骨、胸骨、肩胛骨、锁骨　D. 椎骨、胸骨、肋

　E. 椎骨、骶骨、尾骨、肋、胸骨

(3) 开口于中鼻道的鼻旁窦有(　　)。

　A. 上颌窦,蝶窦　　　　　　　B. 额窦,蝶窦

　C. 筛窦,蝶窦　　　　　　　　D. 前、中筛窦,额窦,上颌窦

　E. 后筛窦,中筛窦,额窦,上颌窦

(4) 卵圆孔位于(　　)。

　A. 额骨　　　　　　　　　　B. 颞骨

　C. 蝶骨　　　　　　　　　　D. 筛骨

　E. 上颌骨

(5) 下列骨中,上鼻甲位于(　　)。

　A. 额骨　　　　　　　　　　B. 颞骨

　C. 蝶骨　　　　　　　　　　D. 筛骨

　E. 上颌骨

(6) 肩胛骨下角平对(　　)。

　A. 第5肋　　　　　　　　　　B. 第6肋

　C. 第7肋　　　　　　　　　　D. 第8肋

　E. 第9肋

(7) 关于肱骨的描述,正确的是(　　)。

　A. 上端与体交界处稍细,称解剖颈

　B. 肱骨头周围的环形浅沟称外科颈

　C. 体的后面有自外上斜向内下的桡神经沟

　D. 三角肌粗隆可在体表摸到

E. 下端外侧部为肱骨小头

(8)下列属于腕骨的是(　　)。

A. 跟骨　　　　　　　　　　B. 楔骨

C. 三角骨　　　　　　　　　D. 距骨

E. 足舟骨

(9)关于髋骨的描述,错误的是(　　)。

A. 由髂骨、耻骨和坐骨组成　　B. 髂骨构成髋骨上部

C. 坐骨构成髋骨下部　　　　　D. 耻骨构成髋骨前下部

E. 左、右髋骨与骶骨构成骨盆

2. 多项选择题

(1)下列属于扁骨的有(　　)。

A. 上颌骨　　　　　　　　　B. 下颌骨

C. 肩胛骨　　　　　　　　　D. 肋骨

E. 顶骨

(2)成人红骨髓位于(　　)。

A. 髂骨内　　　　　　　　　B. 长骨两端的骨松质里

C. 胸骨内　　　　　　　　　D. 骨髓腔内

E. 椎骨体内

(3)下列属于成对的脑颅骨的有(　　)。

A. 额骨　　　　　　　　　　B. 顶骨

C. 枕骨　　　　　　　　　　D. 颞骨

E. 筛骨

(4)关于股骨的描述,正确的是(　　)。

A. 长度为体高的 1/3

B. 上端股骨头朝向外上

C. 股骨头下外侧称股骨颈

D. 大转子是重要的体表标志

E. 下端的内、外侧髁最突起处分别为内、外上髁

3. 名词解释

(1)椎孔(vertebral foramen)。

(2) 椎间孔(intervertebral foramen)。

(3) 胸骨角(sternal angle)。

(4) 翼点(pterion)。

(5) 桡神经沟。

(6) 尺神经沟。

(7) 髋臼。

4. 问答题

(1) 简述椎骨的一般形态及各部椎骨的典型特征。

(2) 简述鼻旁窦的名称、位置及开口部位。

(3) 简述颅骨的分类。

(4)简述上、下肢骨的配布方式。

5. 思考题

(1)根据所学解剖学知识,总结从体表定位椎骨棘突和肋骨序数的方法。

(2)根据所学解剖学知识,分析颅侧面易发生骨折的部位及可能出现的症状。

(孟庆玲)

医学小课堂　　本章思维导图

第二章 关节学

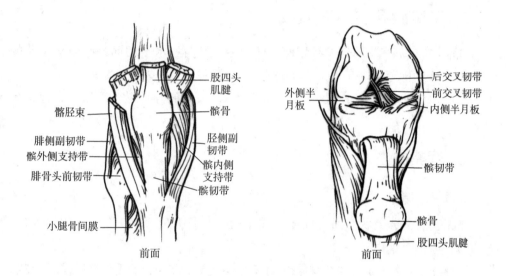

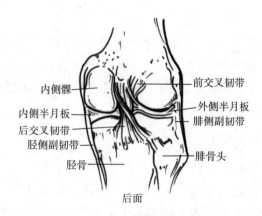

关节的构造(膝关节)

实验一　关节学总论

一、实验目的与要求

(1)掌握滑膜关节的基本构造、辅助结构及运动形式。
(2)了解骨连结的种类。

二、实验教具

(1)标本　完整及部分矢状切面脊柱标本；椎间盘(水平切面)标本；新生儿颅标本；颅盖和颅底标本；打开关节囊的肩关节、髋关节、膝关节标本等。
(2)其他　挂图、图谱、课件、教学录像、多媒体数码互动教学系统、AI智慧系统等。

三、观察方法

1. 直接连结

在完整及部分矢状切面脊柱标本、椎间盘(水平切面)标本、新生儿颅标本、颅盖和颅底标本上观察。

纤维连结：骨与骨通过纤维结缔组织相连。纤维结缔组织呈索状或膜板状，形成韧带连结(前、后纵韧带和棘间韧带)，少量纤维结缔组织相连可形成缝(冠状缝和矢状缝)。

软骨连结：两骨借软骨相连，包括纤维软骨联合(椎间盘，不骨化)和透明软骨结合(蝶枕软骨结合，可骨化)。

骨性结合：两骨以骨组织相连，常由纤维软骨连结的缝和透明软骨结合骨化形成，如冠状缝、矢状缝、蝶骨枕骨之间的结合。

2. 间接连结(滑膜关节)

在打开关节囊的肩关节、髋关节、膝关节标本上观察。

基本构造：关节包括关节面、关节囊和关节腔。①关节面为参与组成关节的各相关骨的接触面，每个关节至少包括2个关节面，一个为关节头，另一个为关节窝；②关节囊是附着于关节周围的纤维组织囊；③关节腔为关节囊与关节面形成的密闭的腔隙。

辅助结构：包括韧带、关节盘和关节唇、滑膜囊和滑膜襞。①韧带：包括囊外韧带(如腓侧副韧带、胫侧副韧带)和囊内韧带(如前、后交叉韧带)；②关节盘和关节唇;关节盘位于两骨关节面之间(如内、外侧半月板),关节唇附着于关节窝周缘(如肩关节的盂唇、髋关节的髋臼唇);③滑膜囊和滑膜襞:滑膜卷折突入关节腔,形成滑膜襞(如膝关节的翼状襞),滑膜突入肌腱与骨面之间,形成滑膜囊(如膝关节的髌上囊)。

运动形式:结合活体,观察并理解关节的运动形式,即屈、伸(冠状轴),收、展(矢状轴),旋转(垂直轴)和环转(两轴运动)。

实验二 中轴骨连结

一、实验目的与要求

(1)掌握椎间盘的形态特征及临床意义;掌握椎体前、后方韧带的名称和功能;掌握脊柱的组成、4个生理性弯曲及功能。

(2)了解骨性胸廓的组成及功能。

(3)了解颅骨的骨连结方式;掌握颞下颌关节的组成、结构特点及运动形式。

二、实验教具

(1)标本 完整及部分矢状切面脊柱标本;椎间盘(水平切面)标本;胸廓骨连结标本;新生儿颅标本;颅盖和颅底标本;完整及打开关节囊的颞下颌关节标本等。

(2)模型 椎骨连结模型等。

(3)其他 挂图、图谱、课件、教学录像、多媒体数码互动教学系统、AI智慧系统等。

三、观察方法

1. 脊柱

结合活体,在完整及部分矢状切面脊柱标本、椎间盘(水平切面)标本和椎骨连结模型上观察。

(1)椎骨间连结 椎骨间连结包括椎体间连结和椎弓间连结。

椎体间连结:纵行于椎体前、后方的是前、后纵韧带,后者参与构成椎管前壁。相邻椎体间的纤维软骨盘为椎间盘,其中央部为髓核,周围是同心圆排列的纤维环。注意观察椎间盘的位置、特点并理解其临床意义(纤维环破裂时,髓核容易向后外侧脱出,突入椎管或椎

椎体间的连结

间孔,压迫相邻的脊髓和神经根,引起神经痛,此即椎间盘脱出症)。

椎弓间连结:相邻椎弓板之间的韧带为黄韧带,棘突之间的薄层纤维为棘间韧带,各棘突末端的纵行韧带为棘上韧带(注意:第7颈椎以上的棘上韧带向后扩展形成三角形的项韧带),相邻椎骨间的上、下关节突形成关节突关节。模拟腰椎穿刺,观察穿刺针经过的韧带层次,依次为棘上韧带、棘间韧带和黄韧带。

(2)脊柱的整体观 从侧面观察脊柱,可见脊柱有颈、胸、腰、骶4个生理性弯曲。颈曲和腰曲凸向前,于婴幼儿抬头、坐立及行走时形成;胸曲和骶曲凸向后,先天形成。

(3)脊柱的运动 结合活体,观察脊柱的运动形式,包括屈、伸、侧屈、旋转和环转。

2. 胸廓

结合活体,在胸廓骨连结标本上观察。

(1)胸廓的构成 肋骨后端与椎骨形成肋椎关节。第1～7肋前端与胸骨相连结,第8～10肋软骨前端与上位肋软骨借软骨间连结形成肋弓,第11、12肋前端游离。

(2)胸廓的整体观 胸廓呈圆锥状,前后稍扁。上口小、倾斜,由胸骨柄上缘、第1肋和第1胸椎椎体形成;下口大,形状不规则,由第12胸椎、第12及11肋前端、肋弓和剑突形成。两侧肋弓在正中线形成向下开放的胸骨下角。

(3)胸廓的运动 结合活体,理解胸廓是如何参与呼吸运动的。

3. 颅骨连结

结合活体,在新生儿颅标本、颅盖和颅底标本、完整及打开关节囊的颞下颌关节标本上观察。

(1)直接连结 颅盖骨之间以缝相连,颅底骨之间多以软骨或骨性结合相连(蝶枕软骨结合)。

(2)颞下颌关节 关节头为下颌头,关节窝由下颌窝和关节结节组成。关节囊外有外侧韧带;关节腔内有关节盘,将关节腔分为上、下两部分。颞下颌关节是联合关节,两侧必须同时运动,才能完成下颌骨的上提、下降、前进、后退和侧方运动。

腰椎穿刺术

通过腰椎穿刺术检查脑脊液的性质,可协助诊断脑膜炎、脑炎等颅内感染或蛛网膜下腔出血、脑膜肿瘤、脱髓鞘疾病等神经系统疾病,腰椎穿刺术还可用于了解蛛网膜下腔是否阻塞、测定颅内压以及鞘内注射药物。

穿刺点常位于两侧髂嵴最高点连线与后正中线的交会处,相当于第3、4腰椎棘突间隙,也可在上一或下一腰椎间隙进行穿刺。穿刺针依次经过皮肤、浅筋膜、深筋膜、棘上韧带、棘间韧带、黄韧带、硬膜外隙、硬脊膜、脊髓蛛网膜,进入蛛网膜下隙,成人进针深度为4~6 cm,儿童进针深度为2~4 cm。当针头穿过韧带和硬脊膜时,有阻力突然消失的落空感。此时缓慢抽出针芯(以防脑脊液迅速流出,造成脑疝),可见脑脊液流出。穿刺完成后,应去枕平卧4~6 h,以免引起术后低颅压头痛。

怀疑颅内压升高者必须先做眼底检查,如有明显视神经乳头水肿或脑疝先兆者,禁忌穿刺;列为禁忌的还有处于休克、衰竭或濒危状态的病人,局部皮肤有炎症,穿刺点附近脊柱有结核病灶或颅后窝占位性病变。

实验三 附肢骨连结

一、实验目的与要求

(1)了解上肢带连结(胸锁关节、肩锁关节、喙肩弓)的组成。

(2)掌握肩关节和肘关节的组成、结构特点及运动形式;了解前臂骨的骨连结(前臂骨间膜);熟悉桡腕关节的组成及运动形式。

(3)了解骨盆的组成;掌握骨盆界线的概念和意义。

(4)掌握髋关节和膝关节的组成、结构特点及运动形式;了解距小腿关节的组成、结构特点及运动形式;熟悉足弓的组成及功能。

二、实验教具

(1)标本 完整及打开关节囊的胸锁关节、肩关节、肘关节和桡腕关节标本;前臂骨连结标本、手关节冠状切面标本;男、女性骨盆标本;完整及打开关节囊的髋关节、膝关节和距小腿关节标本;足弓标本等。

(2)模型 男、女性骨盆模型等。

(3)其他 挂图、图谱、课件、教学录像、多媒体数码互动教学系统、AI智慧系统等。

三、观察方法

1. 上肢带连结

结合活体,在完整及打开关节囊的胸锁关节、肩关节标本上观察。

胸锁关节由锁骨的胸骨端与胸骨的锁切迹及第1肋软骨的上面构成,囊内有关节盘。

肩锁关节由锁骨的肩峰端与肩胛骨的肩峰构成。

喙肩韧带呈三角形,连于肩胛骨喙突与肩峰之间,共同构成喙肩弓。

注意观察关节的运动轴和运动幅度。

2. 自由上肢骨连结

结合活体,在完整及打开关节囊的肩关节、肘关节和桡腕关节标本,前臂骨连结标本和手关节冠状切面标本上观察。

肩关节由肩胛骨关节盂和肱骨头构成。注意关节面的大小比例(头大、盂小,有盂唇);关节囊松弛,其前、后、上方有韧带和肌腱;关节囊内有肱二头肌长头腱,从结节间沟穿出。肩关节的运动方式有屈、伸、收、展、旋转和环转。观察并理解肩关节脱位的方向(多向前下方)。

肘关节由肱骨下端和桡、尺骨上端组成,包括肱尺关节、肱桡关节和桡尺近侧关节,是典型的复合关节。关节囊的两侧分别有尺侧副韧带和桡侧副韧带,桡骨头周围有桡骨环状韧带。肘关节的运动方式为屈、伸和旋转。

肘关节

前臂骨通过桡尺近侧关节、前臂骨间膜和桡尺远侧关节相连。前臂骨间膜附着于尺、桡骨,自桡骨斜向下内至尺骨,用手转动桡骨,观察前臂骨间膜的紧张及松弛情况,理解其在半旋前位时最紧张。桡尺远侧关节由尺骨头的环状关节面与桡骨的尺切迹等构成,参与前臂的旋转运动。

桡腕关节(腕关节)的关节窝由桡骨下端和尺骨头下方的关节盘构成,关节头由近侧列的手舟骨、月骨和三角骨组成。桡腕关节可进行屈、伸、收、展及环转运动。

3. 下肢带连结

结合活体,在男、女性骨盆标本和模型上观察。

骶髂关节由骶骨的耳状面与髂骨的耳状面组成。

骶棘韧带和骶结节韧带均起自骶、尾骨侧缘,分别止于坐骨棘和坐骨结节。骶棘韧带与坐骨大切迹围成坐骨大孔,骶棘韧带、骶结节韧带与坐骨小切迹围成坐骨小孔。

耻骨联合由两侧耻骨联合面通过耻骨间盘相连。

闭孔膜封闭闭孔。

骨盆由两侧髋骨和骶、尾骨以及其间连结构成,通过界线(由骶骨岬、弓状线、耻骨梳、耻骨结节和耻骨嵴等形成)分大、小骨盆。小骨盆的上口即为界线,骨盆下口由尾骨尖、骶结节韧带、坐骨结节、坐骨支、耻骨下支和耻骨联合下缘围成。小骨盆的上、下口间为骨盆腔,注意骨盆腔为一弯曲的管道,为胎儿的娩出通道。

4. 自由下肢骨连结

结合活体,在完整及打开关节囊的髋关节、膝关节和距小腿关节标本及足弓标本上观察。

髋关节由股骨头和髋臼组成。注意关节面的大小(髋臼窝深,有髋臼唇);关节囊强韧,囊外有髂股韧带、耻股韧带和坐股韧带,囊内有股骨头韧带。关节囊的前面达转子间线,包裹股骨颈的全部;后面仅包裹股骨颈内侧的 2/3,故股骨颈骨折有囊外、囊内和混合性 3 种。髋关节的运动方式有屈、伸、收、展、旋转和环转(运动形式同肩关节,但运动幅度小)。

膝关节由股骨下端、胫骨上端和髌骨组成。关节囊松弛,关节囊外有髌韧带(前)、腓侧副韧带(外侧)、胫侧副韧带(内侧)和腘斜韧带(后方)等加强,囊内有前、后交叉韧带。前交叉韧带起自髁间隆起前方,斜向后上外侧,防止胫骨过度前移;后交叉韧带起自髁间隆起后方,斜向前上方内侧,防止胫骨过度后移。在股骨和胫骨之间有半月板,内侧半月板较大,呈 C 形,外侧半月板较小,近似 O 形。膝关节的滑膜向上突起,形成髌上囊,充填于股四头肌肌腱与股骨骨面之间,向关节腔内突起,形成翼状襞。膝关节的运动形式为屈、伸运动,在半屈位时可做旋转运动。

胫腓连结包括胫骨外侧髁的腓关节面与腓骨头构成的胫腓关节,连于胫、腓骨体之间的小腿骨间膜,连接两骨下端的胫腓前、后韧带。

距小腿关节(踝关节)由胫骨下端、腓骨下端和距骨滑车构成。注意观察距骨滑车关节面前宽后窄的形态特点,理解关节的不稳定体位是跖屈位(屈位)。

足弓由跗骨和跖骨形成,凸向上,分为内侧纵弓(跟骨、距骨、足舟骨、3 块楔骨和内侧的 3 块跖骨)、外侧纵弓(跟骨、骰骨和外侧的 2 块跖骨)和横弓(骰骨、3 块楔骨和跖骨)。注意理解足弓的功能(支持、缓冲和保护)。

练 习 题

1. 单项选择题

(1) 关节(滑膜关节)的基本结构是(   )。

　A. 关节面、关节盘、关节腔　　　　B. 关节面、关节囊、关节盘

　C. 关节面、关节软骨、关节腔　　　D. 关节软骨、关节腔、关节囊

　E. 关节面、关节囊、关节腔

(2) 关节沿矢状轴可做(   )。

　A. 收和展　　　　　　　　　　　　B. 屈和伸

　C. 旋转　　　　　　　　　　　　　D. 环转

　E. 移动

(3) 髓核易突出的方向是(   )。

　A. 前外侧　　　　　　　　　　　　B. 左侧

　C. 右侧　　　　　　　　　　　　　D. 后外侧

　E. 前内侧

(4) 关于肩关节的描述,正确的是(   )。

　A. 关节囊厚而紧张

　B. 关节腔内有关节盘

　C. 关节盂深而大

　D. 关节囊内有肱二头肌长头腱通过

　E. 关节囊内有肱二头肌短头通过

(5) 不参与桡腕关节组成的是(   )。

　A. 手舟骨　　　　　　　　　　　　B. 月骨

　C. 三角骨　　　　　　　　　　　　D. 尺骨下端

　E. 桡骨下端

(6) 关于骨盆的描述,错误的是(   )。

　A. 由左、右髋骨与骶、尾骨及其骨连结形成

　B. 以界线分大、小骨盆

　C. 人体直立时,骨盆上口向上

　D. 两侧耻骨之间的夹角为耻骨下角

　E. 耻骨联合由两侧耻骨联合面借耻骨间盘连结而成

(7) 关于髋关节的描述,错误的是(   )。

A. 由髋臼与股骨头构成

B. 髋臼唇由纤维软骨构成

C. 股骨颈被关节囊全部包裹

D. 关节囊内有股骨头韧带

E. 关节囊外有髂股韧带加强

(8)膝关节前交叉韧带的作用是(　　)。

A. 限制胫骨向前移动　　　　B. 限制胫骨向右移动

C. 限制胫骨外旋　　　　　　D. 限制胫骨内旋

E. 限制膝关节过伸

(9)踝关节最不稳定的体位是(　　)。

A. 足跖屈　　　　　　　　　B. 足背屈

C. 足内翻　　　　　　　　　D. 足外翻

E. 足跖屈和外翻

2. 多项选择题

(1)关节的辅助结构包括(　　)。

A. 韧带　　　　　　　　　　B. 关节盘

C. 关节唇　　　　　　　　　D. 滑膜囊

E. 关节囊

(2)关于椎间盘的描述,正确的是(　　)。

A. 是位于相邻椎体间的关节盘

B. 中央是髓核

C. 周围是纤维环

D. 颈部和腰部的活动度最大

E. 纤维环是透明软骨

(3)参与前臂旋转运动的关节有(　　)。

A. 肱桡关节　　　　　　　　B. 肱尺关节

C. 桡尺近侧关节　　　　　　D. 桡尺远侧关节

E. 桡腕关节

(4)关于膝关节的描述,正确的是(　　)。

A. 是人体最大、最复杂的关节

B. 没有囊外韧带

C. 关节囊广阔而松弛

D. 关节囊内无滑膜襞

E. 做屈伸运动及半屈位时可做小幅度的内收和外展

(5)有关节内韧带的关节是(　　)。

A. 肩关节　　　　　　　　B. 肘关节

C. 髋关节　　　　　　　　D. 膝关节

E. 踝关节

3. 名词解释

(1)椎间盘(intervertebral disc)。

(2)肋弓。

(3)界线。

(4)足弓。

4. 问答题

(1)简述脊柱的组成、骨连结方式和运动形式。

(2)简述肩关节的组成、结构特点和运动形式。

(3)简述膝关节的组成、结构特点和运动形式。

5. 思考题

(1) 临床进行腰椎穿刺抽取脑脊液,请根据脊柱的解剖结构,分析腰椎穿刺时针头要穿过哪些结构。

(2) 什么是膝关节三联损伤?根据所学解剖学知识,分析跑动中踢球易致膝关节三联损伤的原因。

(孟庆玲)

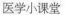

医学小课堂　　本章思维导图

第三章 肌 学

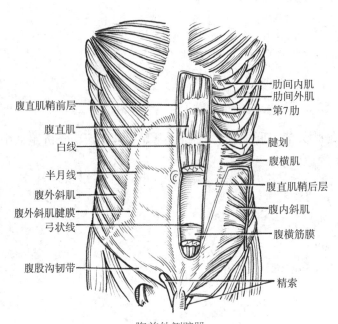

腹前外侧壁肌

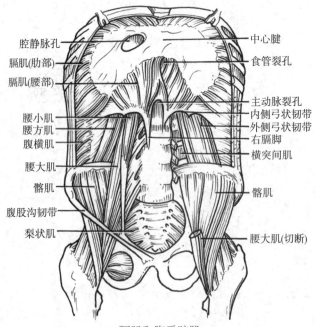

膈肌和腹后壁肌

实验一 肌学总论、头颈肌和躯干肌

一、实验目的与要求

(1) 掌握肌的构造和形态;熟悉肌的起止和配布;了解肌的辅助装置。

(2) 掌握咀嚼肌的名称、位置和功能;了解面肌的特点和分布概况。

(3) 掌握胸锁乳突肌、前斜角肌的位置和功能;掌握斜角肌间隙的构成和内容;了解颈阔肌与舌骨上、下肌群的位置和名称。

(4) 掌握斜方肌、背阔肌、竖脊肌、胸大肌、前锯肌的位置和功能;掌握肋间内、外肌的位置,以及肌纤维的方向和功能;掌握膈肌的位置、形态特点及功能;掌握腹部3层扁肌的名称、层次、肌纤维方向和功能;了解腹直肌鞘的组成;了解腹股沟管的位置、境界及穿行结构;了解腹股沟三角的位置及境界。

二、实验教具

(1) 标本 全身骨骼肌标本;头部、颈部、躯干部各局部浅、深层肌标本;咀嚼肌标本;膈肌标本等。

(2) 模型 全身骨骼肌模型、头颈肌模型、躯干肌模型、膈肌模型;腹肌前外侧群模型等。

(3) 其他 挂图、图谱、课件、教学录像、多媒体数码互动教学系统、AI智慧系统等。

三、观察方法

1. 肌学总论

结合关节运动,在全身骨骼肌标本和模型上观察。

(1) 肌的构造和形态 每块骨骼肌都由肌腹和肌腱组成,有长肌、短肌、扁肌和轮匝肌4类;骨骼肌的周围有筋膜(浅、深筋膜)和腱鞘等辅助装置,它们起支持和保护的作用。

(2) 肌的起止和配布 骨骼肌通常以两端附于两块或两块以上的骨上,中间跨过一个或多个关节。肌收缩时,牵拉骨围绕着关节进行运动。通常把靠近身体正中面或四肢部位于近侧端的附着点作为起点(或定点);反之为止点(或动点)。通过观察肱二头肌和胸大肌来理解肌的起止点,模拟不同体位下骨骼肌定、动点的转换。

2. 头肌

结合活体,在头部浅层肌标本、咀嚼肌标本和头颈肌模型上观察。

(1)面肌　面肌包括位于颅顶的枕额肌(注意辨认额、枕腹之间的帽状腱膜)、眼周围的眼轮匝肌、口周围的口轮匝肌及面颊深面的颊肌等。

(2)咀嚼肌　咀嚼肌配布在颞下颌关节周围,共4对,包括浅层的颞肌和咬肌以及深层的翼内肌和翼外肌。注意观察咀嚼肌纤维方向并理解其功能。①颞肌位于颞窝内,起自颞窝,止于下颌骨冠突。收缩时上提下颌骨(闭口),并可向后牵拉下颌骨。②咬肌位于下颌支浅面,起自颧弓下缘和内面,止于咬肌粗隆。收缩时上提下颌骨(闭口),同时向前下牵引下颌骨。③翼内肌位于下颌支深面,起自翼突窝,止于翼肌粗隆。收缩时上提下颌骨(闭口),并使其向前运动。④翼外肌位于颞下窝内,起自蝶骨大翼和翼突,止于下颌颈。两侧同时收缩可牵拉下颌骨向前(张口);一侧收缩可使下颌骨向对侧运动。

3. 颈肌

结合活体,在头颈部浅、深层肌标本(离断胸锁乳突肌)及头颈肌模型上观察。

(1)颈浅肌和颈外侧肌　颈浅肌和颈外侧肌包括位于颈部浅筋膜内的颈阔肌及颈外侧部的胸锁乳突肌。胸锁乳突肌起自胸骨柄和锁骨胸骨端,止于颞骨乳突。一侧收缩使头向同侧倾斜,脸转向对侧;两侧同时收缩使头后仰。注意观察其肌纤维的走向,并理解其功能。

(2)颈前肌　颈前肌包括舌骨上、下方的舌骨上、下肌群,主要有二腹肌、肩胛舌骨肌等,起止点多与其名称一致。

(3)颈深肌　颈深肌分为内、外侧两群。内侧群位于脊柱颈段前面;外侧群位于脊柱颈段的两侧,包括前、中、后斜角肌。注意辨认前、中斜角肌和第1肋之间的斜角肌间隙,其内有臂丛和锁骨下动脉穿行。

4. 背肌

结合活体,在躯干肌标本和模型上观察。

背肌包括背浅肌(斜方肌、背阔肌)和背深肌(竖脊肌)。注意观察背浅肌、背深肌的位置及肌纤维的走向,结合活体,理解其功能。

(1)斜方肌　斜方肌位于项部和背上部浅层,为三角形的扁肌。起自上项线、枕外隆凸、项韧带、第7颈椎棘突、全部胸椎棘突及其棘上韧带,止于锁骨外侧1/3、肩峰和肩胛冈。收缩时,拉肩胛骨向脊柱靠拢;如果肩胛骨固定,一侧收缩使头向同侧倾斜,脸转向对侧;两侧同时收缩使头后仰。

(2)背阔肌　背阔肌位于背的下半部及胸的后外侧,为全身最大的扁肌。起自下6个胸椎棘突、全部腰椎棘突、骶正中嵴及髂嵴后部,止于肱骨小结节嵴。收缩时,使肩关节后伸、内收和旋内;当上肢上举固定时,可引体向上。

(3)竖脊肌　竖脊肌位于脊柱两侧的沟内,每侧有3个肌束。起自骶骨背面、髂嵴后部和腰椎棘突,沿途分别止于肋骨、椎骨和颞骨乳突。一侧收缩使脊柱向同侧屈;两侧同时收缩可使脊柱后伸,使头后仰。

5. 胸肌

结合活体,在躯干肌标本和模型上观察。

胸肌包括胸上肢肌(胸大肌、胸小肌和前锯肌)和胸固有肌(肋间内、外肌)。注意观察各肌的位置及肌纤维的走向,结合活体,理解其功能。

(1)胸大肌　胸大肌位于胸前壁浅层,为扇形扁肌。起自锁骨内侧2/3段、胸骨前面、第1~6肋软骨前面和腹外斜肌腱膜,各部肌束聚合向外侧,以扁腱止于肱骨大结节嵴。收缩时使肩关节前屈、内收和旋内;当上肢上举固定时,可引体向上。

(2)胸小肌　胸小肌位于胸大肌深面,呈三角形。起自第3~5肋骨,止于肩胛骨喙突。收缩时拉肩胛骨向下;当肩胛骨固定时,可提肋助吸气。

(3)前锯肌　前锯肌位于胸外侧壁。起自上8~9肋骨外面,肌束向后绕胸廓侧面,经肩胛骨前方,止于肩胛骨内侧缘和下角。收缩时拉肩胛骨向前并紧贴胸廓。

(4)肋间外肌　肋间外肌位于肋间隙浅层,起自上位肋骨下缘,止于下位肋骨上缘,其作用是提肋助吸气。

(5)肋间内肌　肋间内肌位于肋间隙深层,起自下位肋骨上缘,止于上位肋骨下缘,其作用是降肋助呼气。

6. 膈肌

结合活体,在膈肌标本和模型上观察。

膈肌是向上膨隆呈穹窿状的扁肌,位于胸、腹腔之间,其周边为肌性部,中央为中心腱。膈肌上由后向前分别有3个裂孔:①主动脉裂孔,约平第12胸椎,有主动脉和胸导管通过;②食管裂孔,约平第10胸椎,有食管和迷走神经通过;③腔静脉孔,约平第8胸椎,有下腔静脉通过。膈肌是最主要的呼吸肌。

7. 腹肌

结合活体,在躯干肌、腹肌前外侧群标本和模型上观察。

腹肌包括前外侧群(腹直肌、腹外斜肌、腹内斜肌和腹横肌)和后群(腰方肌)。

(1)腹直肌　腹直肌位于腹前正中线两侧,被腹直肌鞘包裹。起自耻骨联合、耻骨嵴,止于胸骨剑突、第5~7肋软骨。每侧腹直肌被3~4条腱划划分为多个肌腹。

(2)腹外斜肌　腹外斜肌位于腹前外侧壁浅层。起自下8个肋骨外面,肌束斜向前下，分别止于髂嵴前部、腹股沟韧带和白线。腹外斜肌腱膜下缘在髂前上棘与耻骨结节之间卷曲增厚，构成腹股沟韧带；腹外斜肌腱膜在耻骨结节外上方的缺口为腹股沟管浅环（皮下环）。

(3) 腹内斜肌　腹内斜肌位于腹外斜肌的深层。起自胸腰筋膜、髂嵴和腹股沟韧带外侧 1/2，肌纤维斜向前上，止于白线。下部肌束与腹横肌的肌纤维共同形成腹股沟镰和提睾肌。

(4) 腹横肌　腹横肌位于腹内斜肌深面，起自下 6 个肋软骨内面、髂嵴和腹股沟韧带外侧 1/3，肌纤维横行向前内，止于白线。下部肌束与腹内斜肌的肌纤维共同形成腹股沟镰和提睾肌。

(5) 腰方肌　腰方肌呈长方形，起自髂嵴后份，向上止于第 12 肋内侧半和第 1～4 腰椎横突，可下降第 12 肋并使脊柱侧屈。

(6) 腹直肌鞘　腹直肌鞘位于腹前壁，由腹前外侧壁 3 块扁肌的腱膜构成，分前、后两层，包绕腹直肌。鞘的上 2/3，前层由腹外斜肌腱膜与腹内斜肌腱膜的前层构成，后层由腹内斜肌腱膜后层和腹横肌腱膜构成；鞘的下 1/3，在脐下 4～5 cm 处的下方，3 块扁肌的腱膜全部行于腹直肌前面，构成鞘的前层，鞘的后层缺如，形成凸向上方的弓状线。

(7) 腹股沟管　腹股沟管为腹前外侧壁 3 块扁肌和腱之间的一条裂隙，位于腹前外侧壁下部、腹股沟韧带内侧半上方，由外上斜向内下，长约 4.5 cm，有精索（男性）或子宫圆韧带（女性）穿行。腹股沟管的前壁为腹外斜肌腱膜和腹内斜肌；后壁为腹横筋膜和腹股沟镰；上壁为腹内斜肌和腹横肌的弓状下缘；下壁为腹股沟韧带。内口为腹股沟管深环（腹环），位于腹股沟韧带中点上方约 1.5 cm 处，为腹横筋膜向外突出形成的卵圆形孔；外口为腹股沟管浅环（皮下环）。

(8) 腹股沟（海氏）三角　腹股沟三角位于腹前壁下部，由腹直肌外侧缘、腹股沟韧带和腹壁下动脉围成。

腹股沟疝

腹股沟疝是发生在腹股沟区的腹外疝，分为斜疝和直疝两种。疝囊经腹壁下动脉外侧的腹股沟管深环进入腹股沟管，再穿出腹股沟管浅环，并可进入阴囊，称为腹股沟斜疝；疝囊经腹壁下动脉内侧的腹股沟三角直接由后向前突出，不经过深环，也不进入阴囊，称为腹股沟直疝。斜疝在腹外疝中最为多见，占全部腹外疝的 75%～90%，占腹股沟疝的 85%～95%。腹股沟疝男女发病率之比约为 15∶1，右侧较左侧多见。

腹股沟疝的诊断一般不难，但斜疝与直疝有时难以鉴别（见下表）。

比较项目	斜疝	直疝
发病年龄	多见于儿童和青壮年	多见于老年
突出途径	经腹股沟管突出,可入阴囊	经腹股沟三角突出,很少入阴囊
疝块外形	椭圆形或梨形,上部呈蒂柄状	半球形,基底较宽
回纳疝块后压住深环	疝块不再突出	疝块仍可突出
精索与疝囊的关系	精索在疝囊后方	精索在疝囊前外方
疝囊颈与腹壁下动脉的关系	疝囊颈在腹壁下动脉外侧	疝囊颈在腹壁下动脉内侧
嵌顿机会	较多	较少

除少数特殊情况外,腹股沟疝一般均应尽早实施手术治疗。

实验二 上肢肌和下肢肌

一、实验目的与要求

(1)掌握上肢带肌的名称、位置及三角肌的纤维方向和功能;掌握臂肌的分群、分层和名称;掌握肱二头肌、喙肱肌、肱肌、肱三头肌的位置和功能;了解前臂肌和手肌的分群、名称和分层,理解其功能。

(2)掌握髋肌的分群、分层和作用;掌握大腿肌的分群、分层和作用及股四头肌、股二头肌、半腱肌、半膜肌的位置和功能;掌握小腿肌的分群、分层和作用及小腿三头肌的位置和功能;熟悉髂腰肌、臀大肌和梨状肌的位置和功能;了解大腿内侧群和小腿前群、外侧群肌的名称和位置。

二、实验教具

(1)标本 全身骨骼肌标本;上、下肢各局部浅、深层肌标本;手肌标本等。
(2)模型 上、下肢肌模型;手肌模型等。
(3)其他 挂图、图谱、课件、教学录像、多媒体数码互动教学系统、AI智慧系统等。

三、观察方法

1. 上肢带肌

在上肢浅、深层肌标本和模型上观察。

三角肌从前、外、后方包裹肩部；肩胛下肌位于肩胛骨前面的肩胛下窝内；冈上肌和冈下肌分别位于肩胛骨后面的冈上窝和冈下窝内；小圆肌和大圆肌位于冈下肌的下外侧。注意三角肌各部厚度的差别，结合活体，理解三角肌在肩关节外展时的作用。

2. 臂肌

在上肢浅、深层肌标本和模型上观察。

臂肌前群浅层为肱二头肌，深层为肱肌和喙肱肌；后群为肱三头肌。注意观察臂肌跨越关节的情况并理解其功能。

臂肌

肱二头肌位于臂前区浅层。长头起自肩胛骨盂上结节，短头起自肩胛骨喙突，两头在臂下部合为一个肌腹，止于桡骨粗隆。收缩时屈肘关节，当前臂在旋前位时能使其旋后，协助屈肩关节。

喙肱肌位于肱二头肌短头的后内侧。起自肩胛骨喙突，止于肱骨中部内侧。收缩时使肩关节前屈和内收。

肱肌位于肱二头肌下半部深面。起自肱骨体下半前面，止于尺骨粗隆。收缩时屈肘关节。

肱三头肌位于肱骨体后方。长头起自肩胛骨盂下结节，内、外侧头分别起自桡神经沟内下方、外上方，三个头向下会合，止于尺骨鹰嘴。收缩时伸肘关节，长头协助肩关节伸和内收。

3. 前臂肌

在上肢浅、深层肌和手肌标本和模型上观察。

前臂肌分前群和后群。注意观察前臂肌前、后群各层的位置排列。

前群共 9 块肌，分为 4 层。第一层由桡侧向尺侧为肱桡肌、旋前圆肌、桡侧腕屈肌、掌长肌和尺侧腕屈肌，第二层为指浅屈肌，第三层为拇长屈肌和指深屈肌（在腕部和掌部，指浅、深屈肌的肌腱重叠），第四层为旋前方肌（在桡、尺骨下端前面）。

后群共 10 块肌，分为 2 层。浅层由桡侧向尺侧为桡侧腕长伸肌、桡侧腕短伸肌、指伸肌、小指伸肌和尺侧腕伸肌，深层由桡侧向尺侧为旋后肌、拇长展肌、拇短伸肌、拇长伸肌和示指伸肌。

4. 手肌

在上肢浅、深层肌和手肌标本和模型上观察。

手肌分为3群：①外侧群，浅层为拇短展肌（外侧）和拇短屈肌（内侧），深层为拇对掌肌和拇收肌；②内侧群，浅层为小指展肌（外侧）和小指短屈肌（内侧），深层为小指对掌肌；③中间群，有蚓状肌4块、骨间掌侧肌3块和骨间背侧肌4块。

5. 髋肌

在下肢浅、深层肌标本和模型上观察。

髋肌又称盆带肌，分前、后两群。

前群有髂腰肌（由腰大肌与髂肌组成）和阔筋膜张肌（肌腹在大腿上部前外侧，向下移行为髂胫束）。

后群浅层为肥厚的臀大肌，在臀大肌深面由上而下为臀中肌、梨状肌（穿坐骨大孔）、闭孔内肌（穿坐骨小孔）和股方肌，臀中肌深面有臀小肌，股方肌深面有闭孔外肌。

6. 大腿肌

在下肢浅、深层肌标本和模型上观察。

大腿肌分前群、内侧群和后群。

前群有2块：①缝匠肌，位于大腿前面和内侧面浅层，呈扁条带状，是全身最长的肌。起自髂前上棘，经大腿前面斜向下内侧，止于胫骨上端内侧。收缩时可屈髋关节和膝关节，并使已屈的膝关节旋内。②股四头肌，位于大腿前面，是全身最大的肌，有4个头，即股直肌、股内侧肌、股外侧肌和股中间肌。股直肌起自髂前下棘及髋臼上方，股内侧肌和股外侧肌分别起自股骨粗线内、外侧唇，股中间肌起自股骨体前面，四头向下会合，包绕髌骨续为髌韧带，止于胫骨粗隆。收缩时可屈髋关节和伸膝关节。

内侧群有5块，分为3层。浅层由外侧向内侧为耻骨肌、长收肌和股薄肌，中层为短收肌，深层为大收肌。

后群有3块，即位于股后区外侧的股二头肌及内侧的半腱肌和半膜肌。半腱肌位于浅面，下半部为细长的肌腱；半膜肌位于半腱肌深面，上半部为扁薄的腱膜。

7. 小腿肌

在下肢浅、深层肌标本和模型上观察。

小腿肌分前群、外侧群和后群。

前群包括内侧的胫骨前肌和外侧的趾长伸肌以及二肌之间深面的中跨长伸肌。

外侧群浅层为腓骨长肌,深层为腓骨短肌。

后群分浅、深两层:①浅层,即小腿三头肌,由腓肠肌和比目鱼肌组成。腓肠肌内、外侧头分别起自股骨内、外上髁,比目鱼肌起自腓骨后面上部和胫骨比目鱼肌线,两肌腱合成粗大的跟腱,止于跟骨。小腿三头肌收缩时屈踝关节和膝关节,站立时可防止身体前倾。②深层包括上方的腘肌以及下方的趾长屈肌、胫骨后肌和𧿹长屈肌。

8. 足肌

在下肢浅、深层肌标本和模型上观察。

足肌分为足背肌和足底肌。足背肌弱小,足底肌分为内侧群、中间群和外侧群。

练 习 题

1. 单项选择题

(1)能张口的肌为(　　)。

A. 咬肌　　　　　　　　　　　B. 颞肌

C. 颊肌　　　　　　　　　　　D. 翼内肌

E. 翼外肌

(2)关于斜角肌间隙的描述,正确的是(　　)。

A. 由前斜角肌、中斜角肌和后斜角肌围成

B. 由前斜角肌、中斜角肌和第1肋围成

C. 由中斜角肌、后斜角肌和第1肋围成

D. 有锁骨下动、静脉和臂丛通过

E. 有锁骨下静脉和臂丛通过

(3)关于竖脊肌的描述,正确的是(　　)。

A. 是背部最强大的屈肌　　　　B. 位于背部浅层

C. 收缩时使脊柱后伸、头后仰　　D. 是全身最大的阔肌

E. 位于背部的深层

(4)关于膈肌的描述,错误的是(　　)。

A. 位于胸、腹腔之间

B. 止于中央的中心腱

C. 膈肌上有3个裂孔,分别为主动脉裂孔、食管裂孔和腔静脉孔

D. 膈肌为主要的呼吸肌

E. 薄弱区为中心腱

(5)关于腹股沟韧带的描述,正确的是(　　)。

A. 位于两侧髂前上棘之间　　　B. 由腹内斜肌腱膜构成

C. 为腹股沟管的前壁　　　　　D. 由腹外斜肌腱膜构成

E. 由腹横肌腱膜构成

(6)关于臂肌前群的描述,正确的是(　　)。

A. 只包括肱二头肌和喙肱肌　　B. 只包括肱二头肌和肱肌

C. 均能屈肘关节　　　　　　　D. 全部起于肩胛骨

E. 全部为屈肌

2. 多项选择题

(1)具有引体向上作用的肌有(　　)。

A. 胸大肌　　　　　　　　　B. 前锯肌

C. 斜方肌　　　　　　　　　D. 背阔肌

E. 竖脊肌

(2)具有屈肘关节作用的肌有(　　)。

A. 肱二头肌　　　　　　　　B. 肱三头肌

C. 肱肌　　　　　　　　　　D. 指浅屈肌

E. 指深屈肌

(3)具有屈膝关节作用的肌有(　　)。

A. 股四头肌　　　　　　　　B. 股二头肌

C. 缝匠肌　　　　　　　　　D. 小腿三头肌

E. 半膜肌

3. 名词解释

(1)斜角肌间隙(scalenus interspace)。

(2)腹股沟韧带(inguinal ligament)。

(3)肱二头肌(biceps brachii)。

(4)小腿三头肌(triceps surae)。

4. 问答题

(1) 简述膈肌的位置、形态特点及功能。

(2) 列表总结运动肩、肘、髋、膝关节的肌。

5. 思考题

(1) 根据所学解剖学知识,分析腹股沟管和腹股沟三角为何易发腹股沟疝。

(2) "人鱼线""马甲线""鲨鱼肌"分别与哪些骨骼肌锻炼有关?

(张媛媛)

医学小课堂

本章思维导图

第四章 消化系统

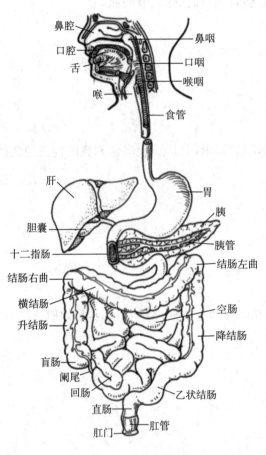

消化系统模式图

实验一 消化管

一、实验目的与要求

（1）掌握消化系统的组成；熟悉上、下消化道的概念。

（2）掌握腭的结构及咽峡的组成，牙的种类、形态、牙周组织及牙式，舌的形态和黏膜特征；熟悉口腔的分部及其界限；了解口唇和颊的形态结构。

（3）掌握咽的位置、形态、分部和交通；熟悉咽各分部的重要结构。

（4）掌握食管的位置、形态、分部和狭窄部位。

（5）掌握胃的位置、形态及分部；了解胃壁的构造。

（6）掌握十二指肠的位置和分部；熟悉十二指肠悬韧带的位置及意义；了解空、回肠的位置及其形态特征。

（7）掌握大肠的分部、形态及特征性结构，阑尾的位置、形态及其根部体表投影；熟悉结肠的位置和分部，直肠和肛管的位置及形态结构；了解盲肠的位置和形态结构。

二、实验教具

（1）标本　打开胸、腹前壁的整体躯干标本（显示内脏及消化管各器官的位置及毗邻关系）；头颈部正中矢状切面标本（显示口腔内结构、咽部结构及大唾液腺）；全部乳牙和恒牙标本；游离的舌标本；咽后壁打开标本；打开胸前壁并去除肺后显示食管的躯干标本；游离的咽-食管-胃标本；游离和剖开的胃标本；游离和剖开的小肠标本；游离的大肠标本；剖开的盲肠阑尾标本；剖开的直肠标本；腹盆部正中矢状切面标本等。

（2）模型　头颈部正中矢状切面模型；牙模型；食管-主动脉-气管模型；直肠肛管切面模型等。

（3）其他　挂图、图谱、课件、教学录像、多媒体数码互动教学系统、AI智慧系统等。

三、观察方法

1. 消化系统概述

在打开胸、腹前壁的整体躯干标本上观察。

消化系统包括消化管和消化腺。消化管包括口腔、咽、食管、胃、小肠（十二指肠、空肠和回肠)和大肠(盲肠、阑尾、结肠、直肠和肛管),分上、下消化道。大消化腺包括大唾液腺、肝和胰。

2. 口腔

结合活体,在头颈部正中矢状切面标本、全部乳牙和恒牙标本、牙模型、游离的舌标本上观察。

口腔是消化管的起始部。口腔前壁为上、下唇;两侧壁为颊,上颌第 2 磨牙牙冠相对的颊黏膜上有腮腺管乳头,为腮腺管的开口;上壁为腭,前 2/3 为硬腭,后 1/3 为软腭。软腭形成腭帆、腭垂、腭舌弓和腭咽弓。腭垂、腭帆游离缘、两侧的腭舌弓及舌根共同围成咽峡。注意观察咽峡的位置并理解其临床意义。

人类有乳牙和恒牙两组牙,根据形态可分为切牙、尖牙、前磨牙和磨牙。每个牙包括牙冠、牙根和牙颈 3 部分。牙冠和牙颈内部有牙冠腔,牙根内的细管称牙根管。牙周组织包括牙周膜、牙槽骨和牙龈 3 部分。

舌邻近口腔底部,后 1/3 为舌根,前 2/3 为舌体,舌体前端为舌尖。舌体背面黏膜形成舌乳头,包括丝状乳头、菌状乳头、叶状乳头和轮廓乳头。丝状乳头呈白色,遍布于舌背前 2/3;菌状乳头呈红色,散在分布于丝状乳头之间,多见于舌尖和舌侧缘;叶状乳头位于舌侧缘的后部,为 4~8 条并列的叶片形的黏膜皱襞;轮廓乳头排列于界沟前方,有 7~11 个。舌下面正中线与口腔底前部间有舌系带相连。舌系带根部的两侧有舌下阜。由舌下阜向口腔底后外侧延续形成带状的舌下襞。舌肌为骨骼肌,分舌内肌和舌外肌两部分。颏舌肌纤维呈扇形,向后上方分散,止于舌正中线两侧。注意观察颏舌肌的位置并理解其功能。

3. 咽

在头颈部正中矢状切面标本、模型及咽后壁打开标本上观察。

咽位于第 1~6 颈椎前方,上端起于颅底,下端约在第 6 颈椎下缘续接于食管。咽以腭帆游离缘和会厌软骨上缘平面为界,分鼻咽、口咽和喉咽 3 部分。

鼻咽为咽的上部,上至颅底,下至腭帆游离缘平面。鼻咽向下通口咽,向前经鼻后孔通鼻腔。鼻咽的两侧壁上,距下鼻甲后方约 1 cm 处有咽鼓管咽口,咽腔经此口通过咽鼓管与中耳的鼓室相通。咽鼓管咽口的前、上、后方的弧形隆起为咽鼓管圆枕。咽鼓管圆枕后方与咽后壁间有咽隐窝,咽隐窝是鼻咽癌的好发部位。

口咽位于腭帆游离缘与会厌上缘平面之间,向前与口腔相通。口咽的侧壁上有腭扁桃体。

喉咽是咽的最下部,上起自会厌上缘平面,下至第 6 颈椎高度与食管相连,向前经喉口通喉腔,向下与食管相续。喉口的两侧有梨状隐窝,常为异物滞留的部位。

4. 食管

在打开胸、腹前壁的整体躯干标本、打开胸前壁并去除肺后显示食管的躯干标本、游离的咽-食管-胃标本和食管-主动脉-气管模型上观察。

食管上端与咽相续,下端与胃连接,分颈部、胸部和腹部3段。采用软管模拟胃管插入,注意观察食管的3处生理性狭窄,即食管的起始处、食管在左主支气管的后方与其交叉处和通过膈的食管裂孔处。这3处狭窄距离上颌中切牙分别约为15 cm、25 cm 和 40 cm。

5. 胃

在打开胸、腹前壁的整体躯干标本、游离的咽-食管-胃标本及游离和剖开的胃标本上观察。

胃的大部分位于左季肋区,小部分位于腹上区。

胃分大、小弯,入、出口及4部。胃小弯凹向右上方,胃大弯凸向左下方。胃的入口为贲门,与食管相连,出口为幽门,与十二指肠相连。贲门附近的为贲门部;贲门平面以上的为胃底;中间大部分为胃体;幽门附近的为幽门部,幽门部包括右侧的幽门管和左侧的幽门窦。

胃壁内面有黏膜,胃空虚时形成皱襞,充盈时变平坦。幽门内面的黏膜形成环形的皱襞,称幽门瓣。胃的肌层在幽门处增厚的部分称幽门括约肌。

6. 小肠

在打开胸、腹前壁的整体躯干标本及游离和剖开的小肠标本上观察。

小肠起自胃的幽门,终末端延续于盲肠,分为十二指肠、空肠和回肠3部分。

十二指肠整体呈C形,包绕胰头,可分为上部、降部、水平部和升部4部。在十二指肠降部后内侧壁上有十二指肠大乳头,为肝胰壶腹的开口处。十二指肠升部与空肠间转折处形成十二指肠空肠曲。十二指肠空肠曲被十二指肠悬肌固定于右膈脚上。十二指肠悬肌和包绕其下段表面的腹膜皱襞共同构成十二指肠悬韧带,又称 Treitz 韧带,该韧带是确定空肠起始的重要标志。

空肠与回肠上端起自十二指肠空肠曲,下端接续盲肠。空肠和回肠一起被小肠系膜悬系于腹后壁,合称为系膜小肠,两者间并无明显界限。空肠管壁厚,黏膜皱襞高而密,有孤立淋巴滤泡;而回肠的管壁薄,黏膜皱襞低而疏,有集合淋巴滤泡。

7. 大肠

在打开胸、腹前壁的整体躯干标本、游离的大肠标本、剖开的盲肠阑尾标本、剖开的直肠标本、腹盆部正中矢状切面标本及直肠肛管切面模型上观察。

大肠是消化管的下段,可分为盲肠、阑尾、结肠、直肠和肛管5部分。结肠和盲肠上有结肠带、结肠袋和肠脂垂3种特征性的结构。肠壁纵行肌增厚形成结肠带，共3条，均汇集于阑尾根部；肠壁向外膨出的囊状突起为结肠袋；沿结肠带两侧分布的脂肪小突起为肠脂垂。

盲肠位于右髂窝内，其下端后内侧壁上有阑尾附着。阑尾根部体表投影点为McBurney点，位于右髂前上棘与脐连线的中、外1/3交点处。注意理解阑尾炎的临床体征。

结肠整体呈M形，分为升结肠、横结肠、降结肠和乙状结肠4部分。乙状结肠沿左髂窝入盆腔移行为直肠，直肠沿骶、尾骨前面下行续于肛管，肛管下端终于肛门。直肠在盆腔内形成突向后的直肠骶曲和弯向前的直肠会阴曲。肛管内面有肛柱、肛瓣和肛窦。各肛柱下端与各肛瓣边缘的锯齿状环行线称齿状线，是内、外痔的分界线。注意观察齿状线并了解其临床应用。

胃管置入

胃管置入适用于多种原因导致的无法经口进食而需鼻饲者、上消化道穿孔者，以及清除胃内毒物、胃液检查、胃肠减压、腹部手术前准备等，多用于胃内灌食及给药、胃内容物抽吸或清洗。

插管前应估计留置胃管长度，一般相当于鼻尖至耳垂再到胸骨剑突的距离，或者前额发际至胸骨剑突的距离，成人留置长度为55～60 cm。胃管经选定侧鼻孔缓慢插入，当到达咽喉部(14～16 cm)时，告知病人做吞咽动作，以免插入气管。如病人出现呛咳、呼吸困难、发绀等，提示胃管误入气管，应立即拔出，待病人休息片刻后重插；如插入不畅，应检查胃管是否盘在口中。胃管自鼻孔插入胃腔，除鼻前庭处为皮肤覆盖外，其余通过的管道内壁均为黏膜，故插管时应细心，动作轻柔、准确，以免损伤黏膜。

实验二 消化腺

一、实验目的与要求

(1)掌握大唾液腺的名称、位置及导管开口部位。

(2)掌握肝的位置、形态及分叶，胆囊的位置、形态、分部、胆囊底的体表投影及胆囊三角的构成和意义；熟悉胆汁的排出途径；了解输胆管道的组成、位置和开口部位。

(3) 掌握胰的位置、形态及导管开口部位；了解胰各部毗邻。

二、实验教具

(1) 标本　打开胸、腹前壁的整体躯干标本(显示内脏及消化管各器官的位置及毗邻关系)；头颈部正中矢状切面标本(显示口腔内结构、咽部结构及大唾液腺)；游离的肝标本；游离的胆囊标本；游离的胰标本；肝外胆道-胰-十二指肠标本等。

(2) 模型　头颈部正中矢状切面模型；大唾液腺模型；肝模型；胰模型；肝外胆道-胰-十二指肠模型等。

(3) 其他　挂图、图谱、课件、教学录像、多媒体数码互动教学系统、AI智慧系统等。

三、观察方法

1. 大唾液腺

在头颈部正中矢状切面标本和模型、大唾液腺模型上观察。

口腔周围的大唾液腺包括腮腺、下颌下腺和舌下腺。腮腺位于外耳门前下方，腮腺管开口于平对上颌第2磨牙牙冠处颊黏膜上的腮腺管乳头。下颌下腺位于下颌下三角内，导管开口于舌下阜。舌下腺位于舌下襞的深面。舌下腺导管有大管和小管两种：大管有1条，与下颌下腺管共同开口于舌下阜；小管有5~15条，直接开口于舌下襞黏膜表面。

2. 肝

在打开胸、腹前壁的整体躯干标本及游离的肝标本和肝模型上观察。

肝大部分位于右季肋区和腹上区，小部分位于左季肋区。

肝的上面(膈面)借镰状韧带分为左、右两叶。肝的下面(脏面)有H形的沟裂，左侧纵沟前部为肝圆韧带裂，有肝圆韧带通过，后部为静脉韧带裂，容纳静脉韧带。右侧纵沟前部为胆囊窝，容纳胆囊，后部为腔静脉沟，有下腔静脉穿行。横沟位于肝脏面正中，有肝左、右管，肝固有动脉左、右支，肝门静脉左、右支等由此出入，形成肝门。这些出入肝门的结构被结缔组织包绕，构成肝蒂。H形沟将肝的脏面分为肝左叶、肝右叶、方叶和尾状叶。

肝

3. 肝外胆道系统

在打开胸、腹前壁的整体躯干标本、游离的胆囊标本及肝外胆道-胰-十二指肠标本和模型上观察。

肝外胆道系统包括胆囊和输胆管道（肝左管、肝右管、肝总管和胆总管）。胆囊贮存和浓缩胆汁，分底、体、颈、管4部分。胆囊管、肝总管和肝的脏面围成胆囊三角（或称Calot三角），常有胆囊动脉通过，是胆囊手术中寻找胆囊动脉的标志。

肝左、右管汇合形成肝总管。肝总管与胆囊管汇合成胆总管。胆总管与胰管汇合形成膨大的肝胰壶腹（或称Vater壶腹），开口于十二指肠大乳头。肝胰壶腹周围有肝胰壶腹括约肌（或称Oddi括约肌）包绕，该括约肌控制着胆汁向十二指肠内排放。理解进食和未进食情况下胆汁的排泄途径。

4. 胰

在打开胸、腹前壁的整体躯干标本、游离的胰标本和胰模型，以及肝外胆道-胰-十二指肠标本和模型上观察。

胰位于腹后壁，横位于腹上区和左季肋区。右端被十二指肠环抱，左端抵达脾门。胰分头、颈、体、尾4部分。胰管与胆总管汇合成肝胰壶腹，开口于十二指肠大乳头。

练 习 题

1. 单项选择题

(1) 上消化道不包括( )。

A. 口腔 B. 十二指肠
C. 空肠 D. 胃
E. 食管

(2) 下消化道不包括( )。

A. 盲肠 B. 十二指肠
C. 回肠 D. 结肠
E. 直肠

(3) 不参与咽峡组成的结构是( )。

A. 腭垂 B. 腭舌弓
C. 腭帆后缘 D. 腭咽弓
E. 舌根

(4) 不含味蕾的结构是( )。

A. 轮廓乳头 B. 菌状乳头
C. 软腭的黏膜上皮 D. 丝状乳头
E. 会厌的黏膜上皮

(5) 腮腺开口于( )。

A. 舌下阜 B. 舌下襞
C. 平对上颌第 2 磨牙相对的颊黏膜 D. 舌系带
E. 舌根

(6) 下颌下腺开口于( )。

A. 舌下阜 B. 舌下襞
C. 口腔前庭颊黏膜 D. 颊黏膜
E. 舌黏膜

(7) 咽鼓管咽口位于( )。

A. 鼻咽的侧壁 B. 喉咽的侧壁
C. 咽鼓管圆枕的上方 D. 蝶筛隐窝处
E. 中鼻甲的后方

(8) 胃的分部不包括( )。

A. 贲门部 B. 胃底

C. 胃体 D. 幽门部

E. 角切迹

(9) 关于十二指肠的描述,正确的是( )。

A. 呈 C 形包绕胰体

B. 上部又称球部

C. 降部前外侧壁有十二指肠大乳头

D. 降部于第 1~3 腰椎的右侧及右肾内侧缘前面下降

E. 水平部续于空肠

(10) 十二指肠大乳头位于( )。

A. 上部 B. 降部

C. 水平部 D. 升部

E. 十二指肠空肠曲

(11) 关于大肠的描述,正确的是( )。

A. 各部均有结肠带、结肠袋和肠脂垂

B. 盲肠为大肠的起始部,位于右髂窝

C. 结肠可分为升结肠、横结肠和降结肠 3 部分

D. 直肠的会阴曲凸向后

E. 阑尾的末端连于盲肠

(12) 阑尾根部的体表投影是( )。

A. 脐与右髂前上棘连线的中、外 1/3 交点处

B. 脐与右髂前上棘连线中、内 1/3 交点处

C. 两侧髂前上棘连线的中点处

D. 两侧髂结节连线的中、右 1/3 交点处

E. 脐与右髂前下棘连线的中、外 1/3 交点处

(13) 通过肝门的结构不包括( )。

A. 肝固有动脉分支 B. 肝门静脉及其分支

C. 左肝管 D. 肝静脉

E. 右肝管

(14) 关于胆囊三角(Calot 三角)的描述,正确的是( )。

A. 由肝总管、胆囊管和肝的脏面围成

B. 由肝左、右管和肝的脏面围成

C. 由肝右管、胆囊管和尾状叶围成

D. 由胆总管、肝固有动脉和肝的脏面围成

E. 由肝总管、肝门静脉和方叶围成

2. 多项选择题

(1)属于消化腺的器官是(　　)。

A. 甲状腺　　　　　　　　　　B. 脾

C. 胰　　　　　　　　　　　　D. 舌腺

E. 舌下腺

(2)与咽腔相交通的部位有(　　)。

A. 口腔　　　　　　　　　　　B. 鼻腔

C. 鼓室　　　　　　　　　　　D. 喉腔

E. 食管

(3)胃分为(　　)。

A. 贲门部　　　　　　　　　　B. 胃底

C. 胃体　　　　　　　　　　　D. 幽门窦

E. 幽门管

(4)关于结肠的描述,正确的是(　　)。

A. 分为升结肠、横结肠、降结肠和乙状结肠 4 部分

B. 属于腹膜内位器官

C. 乙状结肠无系膜,故活动度小

D. 横结肠活动度大

E. 升结肠移行为横结肠的转折处称肝曲

(5)参与围成胆囊三角的结构有(　　)。

A. 肝右管　　　　　　　　　　B. 肝总管

C. 胆总管　　　　　　　　　　D. 胆囊管

E. 肝

3. 名词解释

(1)咽峡(isthmus of fauces)。

(2)十二指肠悬韧带。

(3)McBurney 点。

(4)齿状线(dentate line)。

(5)肝门(porta hepatis)。

(6)胆囊三角。

4. 简答题
(1)简述大唾液腺的名称、位置及导管开口部位。

(2)简述咽的位置、分部和交通。

(3)简述食管的分部和生理性狭窄的部位及意义。

(4)简述胃的位置、形态和分部。

(5)简述肝的脏面 H 形沟的形态特点及穿行结构。

(6)简述肝外胆道的组成及进食后胆汁的排出途径。

5. 思考题

(1)胃镜检查时,依次经过哪些结构?请根据所学解剖学知识,分析操作中的注意事项。

(2)胰头癌是发生在胰头及钩突部的恶性程度极高的消化系统肿瘤。请根据所学解剖学知识,分析其可能出现的症状。

(庞　刚)

医学小课堂　　本章思维导图

第五章 呼吸系统

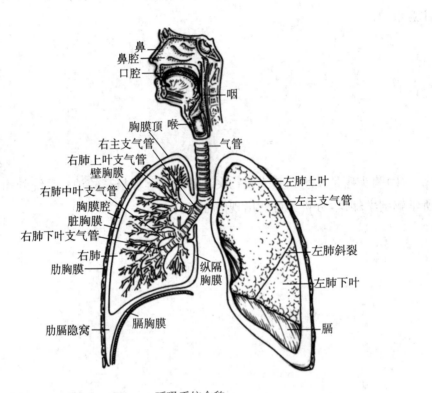

呼吸系统全貌

实验一　呼吸道

一、实验目的与要求

(1)掌握呼吸系统的组成;熟悉上、下呼吸道的概念。

(2)掌握鼻旁窦的位置及其开口;熟悉鼻腔的分部及其形态结构;了解外鼻的形态结构。

(3)掌握喉的位置;掌握喉腔的分部及其形态结构;熟悉喉软骨的形态结构;了解喉的连结。

(4)掌握气管的位置及结构特点;熟悉左、右主支气管的形态差别及其临床意义。

二、实验教具

(1)标本　打开胸前壁的头-颈-胸呼吸系统完整标本;头颈部正中矢状切面标本;经鼻腔的头颈部冠状切面标本;颅骨正中矢状切面标本;游离和剖开的喉部标本;喉腔冠状、正中矢状切面标本;游离和剖开的气管-支气管标本等。

(2)模型　呼吸系统总览模型;经鼻腔的头颈部冠状切面模型;头颈部正中矢状切面模型;喉软骨模型;喉腔正中矢状切面模型;支气管-肺模型等。

(3)其他　挂图、图谱、课件、教学录像、多媒体数码互动教学系统、AI智慧系统等。

三、观察方法

1. 呼吸系统概述

在打开胸前壁的头-颈-胸呼吸系统完整标本及呼吸系统总览模型上观察。

呼吸系统由呼吸道和肺组成。呼吸道包括鼻、咽、喉、气管和支气管等。鼻、咽、喉为上呼吸道,气管和各级支气管为下呼吸道。

2. 鼻

结合活体,在头颈部正中矢状切面标本和模型、经鼻腔的头颈部冠状切面标本和模型及颅骨正中矢状切面标本上观察。

鼻是呼吸道的起始部,包括外鼻、鼻腔和鼻旁窦3部分。

外鼻位于颜面部的中央,包括鼻根、鼻背和鼻尖,鼻尖两侧扩大为鼻翼。

鼻腔是由骨和软骨构成的空腔,被鼻中隔分为左右两半。鼻阈将每侧鼻腔分为鼻前庭和固有鼻腔。在鼻腔外侧壁,自上而下有突向鼻腔的上、中、下鼻甲,以及每个鼻甲下方的上、中、下鼻道。上鼻甲的后上方与蝶骨体之间有蝶筛隐窝。在紧邻下鼻甲的前下方可见鼻泪管的开孔。

鼻旁窦是鼻腔周围含气颅骨的腔,开口于鼻腔,共有 4 对:①额窦,位于额骨眉弓的深部,开口于中鼻道;②筛窦,位于鼻腔外侧壁上部的筛骨迷路内,分为前、中、后筛窦,其中前、中筛窦开口于中鼻道,后筛窦开口于上鼻道;③蝶窦,位于蝶骨体内,开口于蝶筛隐窝;④上颌窦,位于上颌体内,开口于中鼻道。注意观察上颌窦并理解其临床意义。

3. 喉

在游离和剖开的喉部标本、喉软骨模型、喉腔冠状切面标本,以及喉腔正中矢状切面标本和模型上观察。

喉位于喉咽的前方,相当于第 3～6 颈椎高度。

喉软骨构成喉的支架,主要有:①甲状软骨,由两片四边形的左、右软骨板融合而成。软骨板的后方向上、下发出上角和下角;软骨板愈合处称前角,前角上端为喉结。②环状软骨,位于甲状软骨下方,由前部低窄的环状软骨弓和后部高阔的环状软骨板组成。③会厌软骨,位于舌骨体后方,上宽下窄,形似叶片,下端借韧带附着于甲状软骨前角后面。④杓状软骨,成对,位于环状软骨板上缘两侧,呈三棱锥形,向前伸出声带突,向外侧伸出肌突。

喉腔上起自喉口,下连气管。喉口由会厌上缘、杓状会厌襞和杓间切迹共同围成,朝向后上方。喉腔侧壁有前庭襞和声襞,将喉腔分为喉前庭、喉中间腔和声门下腔。两侧前庭襞之间的裂隙称为前庭裂,两侧声襞及杓状软骨底和声带突之间的裂隙称为声门裂,是喉腔最狭窄之处。

4. 气管和支气管

在打开胸前壁的头-颈-胸呼吸系统完整标本、游离和剖开的气管-支气管标本及支气管-肺模型上观察。

气管由前方的 C 形气管软骨和后方封闭的膜壁等构成,上端在第 6 颈椎高度接续喉,下端至胸骨角平面分为左、右主支气管。在气管杈的内面可见矢状位的气管隆嵴,气管隆嵴是支气管镜检查的重要标志。

左主支气管细、长,嵴下角大,斜行;右主支气管短、粗,嵴下角小,直行。注意理解"经气管坠入的异物多进入右主支气管"。

实验二　肺、胸膜和纵隔

一、实验目的与要求

(1)掌握肺的形态、位置及分叶;了解支气管树及支气管肺段。
(2)掌握胸膜和胸膜腔的概念;熟悉壁胸膜的分部和胸膜隐窝的位置;熟悉胸膜和肺下界的体表投影;了解胸膜和肺前界的体表投影。
(3)掌握纵隔的定义及分部。

二、实验教具

(1)标本　打开胸前壁的头-颈-胸呼吸系统完整标本;支气管树标本;游离的肺标本;打开胸腔显示肺和胸膜的标本;纵隔标本等。
(2)模型　支气管-肺模型;支气管树模型;支气管肺段模型;纵隔模型等。
(3)其他　挂图、图谱、课件、教学录像、多媒体数码互动教学系统、AI智慧系统等。

三、观察方法

1.肺

在打开胸前壁的头-颈-胸呼吸系统完整标本、游离的肺标本及支气管-肺模型、支气管树标本和模型、支气管肺段模型上观察。

肺位于胸腔内,在膈肌的上方、纵隔的两侧。左肺狭长,借斜裂分为上、下两叶,右肺宽短,借斜裂和水平裂分为上、中、下三叶。每侧肺呈圆锥形,包括一尖、一底、三面、三缘。肺的上端钝圆,为肺尖,突入颈根部。肺的下面即肺底,坐落于膈肌之上,亦称膈面。肺的外侧面即肋面,贴靠胸廓内面。肺的内侧面即纵隔面,其中央的椭圆形凹陷称肺门,内有主支气管、肺血管、淋巴管和神经出入,它们被结缔组织包裹,统称为肺根。注意观察左、右肺根处各结构的排列关系。

肺

全部各级支气管在肺内反复分支,形成支气管树。每一肺段支气管及其分布区域的肺组织为支气管肺段,简称肺段,是独立的功能单位。左肺有8个肺段,右肺有10个肺段。注意观察肺段并理解其临床意义。

2.胸膜

在打开胸腔显示肺和胸膜的标本上观察。

胸膜是衬覆于胸壁内面、膈上面、纵隔两侧面和肺表面等处的一层浆膜，分为脏胸膜和壁胸膜。脏胸膜覆盖于肺表面，亦称肺胸膜。壁胸膜分为肋胸膜、膈胸膜、纵隔胸膜和胸膜顶4部分。两层胸膜之间形成密闭、狭窄、呈负压的胸膜腔。胸膜隐窝是不同部分的壁胸膜返折并相互移行处的胸膜腔，即使在深吸气时，肺缘也不能达到其内，故名胸膜隐窝，主要有肋膈隐窝、肋纵隔隐窝和膈纵隔隐窝。

胸膜返折线是各部壁胸膜相互移行返折之处，其中肋胸膜与纵隔胸膜前、后缘的返折线分别为胸膜前界和胸膜后界，肋胸膜与膈胸膜的返折线为胸膜下界。注意探查胸膜下界和肺下缘的体表投影以及肋胸膜与膈胸膜间的肋膈隐窝，理解"胸膜腔积液常先积存于肋膈隐窝"。

3. 纵隔

在纵隔标本和模型上观察。

纵隔位于左、右侧纵隔胸膜之间，以胸骨角平面为界，分为上纵隔和下纵隔，下纵隔又以心包为界，分为前、中、后纵隔。观察纵隔的左、右侧面及纵隔各部内主要结构。

胸膜腔穿刺术

胸膜腔穿刺术常用于检查胸腔积液性质，抽液或抽气减压，通过穿刺进行胸腔内给药等。

穿刺点应选择胸部叩诊实音（或鼓音）最明显处。抽取胸腔积液时，常选择肩胛线或腋后线第7、8肋间隙，有时也选择腋中线第6、7肋间隙或腋前线第5肋间隙，包裹性积液可结合X线或超声检查进行确定；抽取胸腔积气时，一般选择锁骨中线第2肋间隙。如穿刺点位于肩胛线或腋后线，则在肋间沿下位肋骨上缘进麻醉针；如穿刺点位于腋中线或腋前线，则在两肋之间进针。应避免在第9肋间隙以下穿刺，以免穿透膈肌损伤腹腔器官。

一次抽液不宜过多过快。诊断性抽液取50~100 mL即可；减压抽液首次不超过600 mL，以后每次不超过1000 mL；如为脓胸，每次尽量抽尽。

练 习 题

1. 单项选择题

(1) 上呼吸道包括(　　)。

A. 中鼻道以上的鼻腔　　　　　　B. 口、鼻和咽 3 部分

C. 鼻、咽和喉 3 部分　　　　　　D. 主支气管以上的呼吸道

E. 鼻、咽、喉和气管

(2) 开口于上鼻道的鼻旁窦是(　　)。

A. 蝶窦　　　　　　　　　　　　B. 额窦

C. 前、中筛窦　　　　　　　　　D. 后筛窦

E. 上颌窦

(3) 成对的喉软骨是(　　)。

A. 甲状软骨　　　　　　　　　　B. 会厌软骨

C. 环状软骨　　　　　　　　　　D. 杓状软骨

E. 以上均不是成对的

(4) 关于气管的描述,正确的是(　　)。

A. 颈、胸两部的分界标志是胸骨角平面

B. 在第 4 胸椎体下缘平面分为左、右主支气管

C. 分叉处称气管隆嵴

D. 软骨环完整,呈 O 形

E. 气管切开术通常在第 1~3 气管软骨环处进行

(5) 右主支气管的特点是(　　)。

A. 细而短　　　　　　　　　　　B. 粗而短

C. 细而长　　　　　　　　　　　D. 粗而长

E. 较倾斜

(6) 关于肺的外形的描述,错误的是(　　)。

A. 右肺较宽短　　　　　　　　　B. 左肺较狭长

C. 左肺分为二叶　　　　　　　　D. 右肺分为三叶

E. 右肺有心切迹

(7) 不参与构成肺根的是(　　)。

A. 肺动脉　　　　　　　　　　　B. 肺静脉

C. 叶支气管　　　　　　　　　　D. 神经

E. 淋巴管

(8)关于胸膜腔的描述,错误的是（　　）。

A. 腔内呈负压　　　　　　　　B. 腔内有少量滑液

C. 左、右胸膜腔不相通　　　　D. 胸膜腔简称胸腔

E. 是位于脏、壁两层胸膜间的潜在性腔隙

(9)壁胸膜的分部不包括（　　）。

A. 肋胸膜　　　　　　　　　　B. 膈胸膜

C. 纵隔胸膜　　　　　　　　　D. 脏胸膜

E. 胸膜顶

(10)关于肋膈隐窝的描述,正确的是（　　）。

A. 位于脏胸膜与壁胸膜转折处

B. 位于肋胸膜与纵隔胸膜转折处

C. 位于肋胸膜与膈胸膜转折处

D. 位于壁胸膜各部互相转折处

E. 深呼吸时,肺下缘充满此隐窝

2. 多项选择题

(1)关于呼吸系统的描述,正确的是（　　）。

A. 由呼吸道和肺组成

B. 其功能仅是进行气体交换

C. 鼻、咽、喉称为上呼吸道

D. 主支气管及其在肺内的分支称为下呼吸道

E. 呼吸道壁均以骨作为支架

(2)关于鼻旁窦的描述,正确的是（　　）。

A. 为鼻的组成部分

B. 指鼻腔周围含气骨腔的总称

C. 包括上颌窦、额窦、筛窦和蝶窦

D. 上颌窦是其中最大的一对

E. 对发音起共鸣作用

(3)关于喉腔的描述,正确的是（　　）。

A. 上经喉口与喉咽相通

B. 下于环状软骨下缘接气管

C. 借前庭裂和声门裂分为上、中、下3部

D. 喉中间腔容积最小

E. 最狭窄部位是声门裂

(4)关于左、右主支气管的描述,正确的是(　　)。

A. 以软骨环作支架

B. 参与肺根的组成

C. 左主支气管跨越食管前面

D. 气管内异物多坠入右主支气管

E. 于肺门处各分两支叶支气管

(5)关于胸膜的描述,正确的是(　　)。

A. 是一薄层浆膜,分为脏、壁两层

B. 脏胸膜覆于肺的表面

C. 脏、壁胸膜在肺根表面及下方相互移行

D. 壁胸膜在肺尖上方形成胸膜顶

E. 脏、壁胸膜共同围成胸膜腔

3. 名词解释

(1)肺门(hilum of lung)。

(2)肋膈隐窝。

(3)纵隔(mediastinum)。

4. 简答题

(1)简述鼻旁窦的名称、位置和开口。

(2)简述喉的位置和喉腔的分部。

(3)简述气管的位置、分部及气管异物易坠入右主支气管的原因。

(4)简述纵隔的分部。

5. 思考题

(1)纤维支气管镜检查时,依次经过哪些结构?请根据所学解剖学知识,分析操作中的注意事项。

(2)结核性胸膜炎可伴有胸水,即胸腔积液。当有少量积液(0.3 L)时,胸片上仅表现为肋膈角变钝。试问该肋膈角为何结构?是如何构成的?当积液量较多时,则需进行胸膜腔穿刺抽取积液。请问穿刺部位常选择何处?穿刺时依次经过哪些结构?

(庞 刚)

医学小课堂　　本章思维导图

第六章 泌尿系统

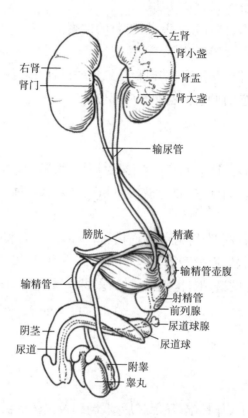

泌尿系统全貌

实验　泌尿器官

一、实验目的与要求

(1) 掌握泌尿系统的组成及其功能。
(2) 掌握肾的形态、位置和构造；熟悉肾的被膜。
(3) 掌握输尿管的位置及其狭窄的位置。
(4) 掌握膀胱的外形和位置；掌握膀胱三角的位置和功能。
(5) 了解女性尿道的形态特点和开口部位。

二、实验教具

(1) 标本　打开腹前壁的人体标本(显示腹后壁器官)；离体的泌尿系统标本；完整肾标本；肾冠状切面标本；腹部横切面和正中矢状切面标本；男、女性盆腔正中矢状切面标本等。

(2) 模型　完整肾模型；肾冠状切面模型；腹部横切面和正中矢状切面模型；男、女性盆腔正中矢状切面模型等。

(3) 其他　挂图、图谱、课件、教学录像、多媒体数码互动教学系统、AI智慧系统等。

三、观察方法

1. 泌尿系统概述

在打开腹前壁的人体标本(显示腹后壁器官)及离体的泌尿系统标本上观察。泌尿系统由肾、输尿管、膀胱和尿道4部分组成。

2. 肾

在打开腹前壁的人体标本(显示腹后壁器官)、完整肾标本和模型、肾冠状切面标本和模型，以及腹部横切面和正中矢状切面标本和模型上观察。

(1) 位置　肾是成对的实质性器官，位于腹后壁上部、脊柱的两侧，略呈"八"字形排列，左肾略高于右肾。肾门约平第1腰椎体平面，在腰背部的体表投影为肾区，位于竖脊肌外侧缘与第12肋的夹角处，注意理解其临床意义。

肾

(2) 形态　肾的上端宽而薄，下端窄而厚；肾的内侧缘凹陷形成肾门，有肾动脉、肾静脉和肾盂等穿行，形成肾蒂。由肾门伸入肾实质的凹陷为肾窦，内含肾血管、肾小盏、肾大盏、肾盂和脂肪组织等。

（3）结构　在肾的冠状切面上，可见浅部的肾皮质和深部的肾髓质。肾髓质由肾锥体组成，相邻肾锥体间被肾柱（肾皮质）所分隔；肾锥体尖端钝圆，为肾乳头，其顶端有许多小孔，为乳头孔；包绕在肾乳头周围的漏斗状结构为肾小盏；2~3个肾小盏汇合成一个肾大盏；2~3个肾大盏汇合成一个肾盂；肾盂呈漏斗状，出肾门，移行为输尿管。

（4）被膜　肾表面有3层被膜，由内向外依次为纤维囊、脂肪囊和肾筋膜。

3. 输尿管

在打开腹前壁的人体标本（显示腹后壁器官）上观察。

输尿管起自肾盂，沿腰大肌表面下行，于界线处入盆腔达膀胱底，终于膀胱，全长可分为腹部、盆部和壁内部3部。输尿管的3个狭窄分别位于肾盂与输尿管移行处、小骨盆入口输尿管跨越髂血管前方处和输尿管壁内部。注意观察输尿管狭窄的位置并理解其临床意义。

4. 膀胱

在离体的泌尿系统标本及男、女性盆腔正中矢状切面标本和模型上观察。

（1）位置与毗邻　膀胱位于小骨盆腔内，耻骨联合后方；男性膀胱后方为精囊、输精管壶腹和直肠，下方为前列腺；女性膀胱后方为子宫和阴道，下方为尿生殖膈。

（2）形态与结构　膀胱呈三棱锥体形，分为尖、体、底、颈4部。在膀胱底内面，尿道内口与左、右输尿管口之间的三角形区域为膀胱三角；左、右输尿管口之间有输尿管间襞。

5. 尿道

在离体的女性泌尿系统标本上观察。

女性尿道起自膀胱的尿道内口，终于阴道前庭，较男性尿道宽、短、直。

男性尿道见男性生殖系统。

肾穿刺活体组织检查术

肾穿刺活体组织检查简称肾活检，是诊断肾病尤其是肾小球疾病必不可少的重要方法，有助于确立诊断、指导治疗和评估预后。目前临床最常用的肾活检方法是经皮肾穿刺活检。

经皮肾穿刺的穿刺点一般选择在肾下极稍偏外侧处，此处肾皮质较多，能保证取材满意，且能最大限度地避开肾门附近的大血管及肾盂、肾盏，减少肾穿刺后并发症的发生。目前大多采用超声引导肾穿刺，可以实时超声监控穿刺针的方向、深度及所到达的位置，极大地提高穿刺的成功率和安全性。

穿刺时,在超声引导下缓慢进针。当看到针尖接近肾被膜表面时,嘱病人屏住呼吸以保持肾位置固定不动。穿刺取材的瞬间要迅速果断,尽量减少穿刺针在肾实质内的停留时间。

练 习 题

1. 单项选择题

(1) 关于肾形态的描述,错误的是(　　)。

A. 为实质性器官,形似蚕豆

B. 分为上、下端,内、外侧缘和前、后面

C. 上端窄而厚,下端宽而薄

D. 前面较凸,朝向前外侧

E. 后面较平,贴靠腹后壁

(2) 关于肾冠状切面的描述,错误的是(　　)。

A. 肾实质分为皮质和髓质两部分

B. 肾皮质位于肾实质的浅层,髓质位于肾实质的深层

C. 肾皮质伸入肾锥体之间的部分称肾柱

D. 肾锥体的尖端朝向皮质

E. 肾大盏有 2～3 个

(3) 肾区位于(　　)。

A. 竖脊肌内侧缘与第 12 肋的夹角处

B. 竖脊肌外侧缘与第 12 肋的夹角处

C. 腰大肌内侧缘与第 12 肋的夹角处

D. 腰大肌外侧缘与第 12 肋的夹角处

E. 竖脊肌外侧缘与第 11 肋的夹角处

(4) 关于膀胱的描述,正确的是(　　)。

A. 成人膀胱空虚时,膀胱尖超出耻骨联合的上缘

B. 膀胱底朝向下方

C. 膀胱空虚时,膀胱三角内有黏膜皱襞

D. 膀胱三角的上角为尿道内口

E. 膀胱三角的两侧角为输尿管口

(5) 男性膀胱颈下邻(　　)。

A. 尿生殖膈　　　　　　　　B. 前列腺

C. 尿道膜部　　　　　　　　D. 直肠壶腹

E. 肛管

(6) 膀胱结核和肿瘤好发于(　　)。

A. 膀胱底　　　　　　　　B. 膀胱体

C. 膀胱颈　　　　　　　　D. 膀胱尖

E. 膀胱三角

2. 多项选择题

(1)位于肾窦内的结构是(　　)。

A. 肾柱　　　　　　　　　B. 肾小盏、肾大盏

C. 肾锥体　　　　　　　　D. 肾盂

E. 脂肪组织

(2)关于肾的描述,正确的是(　　)。

A. 一侧肾大盏有2～3个

B. 肾盂由肾大盏汇合而成

C. 肾盂和输尿管的起始段位于肾窦内

D. 肾小盏包绕在肾乳头周围

E. 肾柱位于肾锥体之间

(3)肾蒂内结构包括(　　)。

A. 肾动脉　　　　　　　　B. 肾静脉

C. 肾盂　　　　　　　　　D. 神经

E. 淋巴管

(4)关于输尿管行径的描述,正确的是(　　)。

A. 起于肾盏下端

B. 在腹膜后沿腰大肌前面下降

C. 右输尿管越过右髂外动脉起始部的前面

D. 女性输尿管盆部经过子宫颈外侧约2 cm处

E. 壁内部垂直穿过膀胱底

3. 名词解释

(1)肾门(renal hilum)。

(2)肾窦。

(3)膀胱三角(trigone of bladder)。

4. 问答题

简述输尿管3个生理性狭窄的部位及意义。

5. 思考题

某男性病人患肾盂结石,服药后将结石排出体外。结石依次经过哪些狭窄和弯曲?

(梁 亮)

医学小课堂　　本章思维导图

第七章　生殖系统

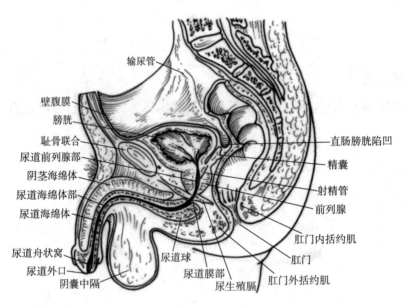

男性生殖系统概观

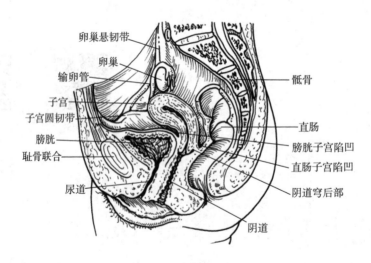

女性生殖系统概观

第七章 生殖系统

实验一 男性生殖系统

一、实验目的与要求

(1)掌握男性生殖系统的组成及主要功能。
(2)掌握睾丸的位置及功能;了解睾丸的形态和结构。
(3)掌握附睾的位置及功能;掌握输精管的行程和分部;掌握射精管的组成、行径及开口;熟悉精索的位置、形态及构成。
(4)掌握精囊、前列腺的位置、形态及功能;了解尿道球腺的位置和形态。
(5)了解阴囊的形态、构造及层次;了解阴茎的组成和分部。
(6)掌握男性尿道分部及结构特点。

二、实验教具

(1)标本 男性盆腔正中矢状切面标本;男性生殖器标本(离体);男性泌尿生殖器串联标本。
(2)模型 男性盆腔正中矢状切面模型;男性泌尿生殖系统模型。
(3)其他 挂图、图谱、课件、教学录像、多媒体数码互动教学系统、AI 智慧系统等。

三、观察方法

1. 男性内生殖器

在男性生殖器标本(离体)、男性泌尿生殖器串联标本及男性泌尿生殖系统模型上观察。

睾丸位于阴囊内,左右各一,呈微扁的椭圆体。

附睾呈新月形,紧贴睾丸的上端和后缘。附睾尾向上弯曲移行为输精管,呈坚硬的圆索状,分为睾丸部、精索部、腹股沟管部和盆部 4 部,至膀胱底的后面,末端扩大成输精管壶腹。

精囊为长椭圆形的囊状器官,位于膀胱底的后方、输精管壶腹的下外侧,其排泄管与输精管壶腹的末端合成射精管,向前下穿前列腺实质。前列腺呈前后稍扁的栗子形,位于膀胱与尿生殖膈之间。尿道球腺为一对豌豆大小的球形腺体,位于尿生殖膈内。

精索为一对柔软的圆索状结构,由腹股沟管腹环经腹股沟管延至睾丸上端,由输精管、睾丸动静脉、蔓状静脉丛、输精管动静脉、神经、淋巴管和腹膜鞘突残余等构成。

2. 男性外生殖器

在男性生殖器标本(离体)及男性泌尿生殖系统模型上观察。

阴囊为一皮肤囊袋,阴囊壁由皮肤和肉膜组成。

阴茎由2个阴茎海绵体(背侧)和1个尿道海绵体(腹侧)组成。尿道海绵体有尿道贯穿其全长,后端膨大为尿道球,前端膨大为阴茎头,头的尖端有尿道外口。阴茎皮肤自阴茎颈向前返折,形成双层游离的环形皱襞包绕阴茎头,为阴茎包皮;在阴茎头腹侧中线上,连于尿道外口下端与包皮之间的皮肤皱襞为包皮系带。

3. 男性尿道

在男性泌尿生殖器串联标本及男性盆腔正中矢状切面标本和模型上观察。

男性尿道起自膀胱的尿道内口,止于尿道外口,可分为前列腺部、膜部和海绵体部3部,有尿道内口、尿道膜部和尿道外口3个狭窄,前列腺部、尿道球部和尿道舟状窝3个膨大,耻骨下弯和耻骨前弯2个弯曲。

4. 精子产生及排出途径

在男性盆腔正中矢状切面标本、男性生殖器标本(离体)、男性泌尿生殖器串联标本和男性泌尿生殖系统模型上观察。

睾丸产生精子,经附睾→输精管(睾丸部→精索部→腹股沟管部→盆部)→射精管→尿道(前列腺部→膜部→海绵体部)→体外。

导尿术

导尿术在临床上极为常见,是通过导尿管将尿液引出体外的方法,用于尿潴留导尿减压、盆腔器官术前准备、不明原因的少尿或无尿并怀疑尿路梗阻等。

应根据不同病人选择不同型号、粗细适宜的导尿管。导尿时应严格执行无菌操作。将男性阴茎提起,使其与腹前壁成钝角,将导尿管缓慢插入尿道15~20 cm;女性则分开小阴唇,自尿道口插入导尿管6~8 cm。导尿管插入时应动作轻柔,以免损伤尿道黏膜;如有阻挡感,可将导尿管退出后更换方向再插。见尿液流出时,再深入2 cm,勿过浅或过深,尤忌反复大幅度抽动导尿管。如需做细菌培养或尿液镜检,应留取中段尿液置于无菌试管中送检。膀胱过度充盈时,排尿速度应缓慢,以免骤然减压引起出血或晕厥。

长时间留置导尿管时,在拔管前3天应定期钳夹导尿管,每2 h放尿液一次,以利于拔管后膀胱功能恢复。

实验二　女性生殖系统

一、实验目的与要求

(1)掌握女性生殖系统的组成及主要功能。
(2)掌握卵巢的位置、形态及功能。
(3)掌握输卵管的位置、分部及其形态结构；掌握子宫的形态、位置及其固定装置；熟悉阴道的形态、位置及阴道穹的组成和毗邻。
(4)了解女性外生殖器的组成。

二、实验教具

(1)标本　女性盆腔正中矢状切面标本；女性骨盆标本；女性生殖器标本(离体)；女性泌尿生殖系统标本；女性会阴标本。

(2)模型　女性盆腔正中矢状切面模型；女性泌尿生殖系统模型；女性内生殖器冠状切面模型；女性会阴模型(显示盆膈下结构)。

(3)其他　挂图、图谱、课件、教学录像、多媒体数码互动教学系统、AI智慧系统等。

三、观察方法

1. 女性内生殖器

在女性盆腔正中矢状切面标本、女性骨盆标本、女性泌尿生殖系统标本和模型及女性内生殖器冠状切面模型上观察。

卵巢呈扁卵圆形，位于盆腔侧壁髂内、外动脉所夹成的卵巢窝内。卵巢悬韧带起自小骨盆入口侧缘，向下连于卵巢上端；卵巢固有韧带自卵巢下端连于子宫体两侧。

输卵管位于子宫底的两侧，自外侧向内侧依次为漏斗部、壶腹部、峡部和子宫部，其中峡部为输卵管结扎部位，壶腹部为卵子受精部位。

子宫呈前后略扁、倒置的梨形，可分为底、体、颈3部，体与颈交界处为子宫峡。子宫腔位于子宫体内，呈倒置的三角形；子宫颈管位于子宫颈内，呈梭形。子宫位于小骨盆中央、膀胱与直肠之间，下接阴道，两侧有输卵管、卵巢及子宫阔韧带。子宫借子宫阔韧带(限制子宫向两侧移动)、子宫主韧

输卵管

带(维持子宫颈位置正常)、子宫圆韧带和子宫骶韧带(协同维持子宫前倾前屈位)等维持其轻度的前倾前屈位。

阴道上连子宫,下端以阴道口开口于阴道前庭;前邻膀胱、尿道,后邻直肠。阴道上端包绕子宫颈阴道部,阴道壁与子宫颈之间形成的环状结构为阴道穹,其中阴道穹后部最深,紧邻直肠子宫陷凹。

2. 女性外生殖器

在女性会阴标本和模型上观察。

女性外生殖器包括阴阜、大阴唇、小阴唇和阴蒂等,两侧小阴唇之间的裂隙为阴道前庭,有尿道外口和阴道口及附属腺(前庭大腺)的开口。

3. 卵子产生及排出途径

在女性盆腔正中矢状切面标本、女性泌尿生殖系统标本和模型、女性生殖器标本(离体)上观察。

卵巢产生卵子,成熟卵子→突破卵巢表面→腹膜腔→输卵管腹腔口→输卵管壶腹部→①未受精:逐渐退化;②受精,形成受精卵→输卵管峡部→输卵管子宫部→输卵管子宫口→子宫腔内发育。

实验三 乳房和会阴

一、实验目的与要求

(1)熟悉乳房的位置、形态及其结构特点。
(2)了解会阴的结构和分部。

二、实验教具

(1)标本 成年女性乳房标本;男、女性骨盆标本;男、女性会阴标本。
(2)模型 乳房和乳房结构模型;男、女性骨盆模型(显示尿生殖膈和盆膈);男、女性会阴模型(显示盆膈下结构)。
(3)其他 挂图、图谱、课件、教学录像、多媒体数码互动教学系统、AI智慧系统等。

三、观察方法

1. 乳房

在成年女性乳房标本及乳房和乳房结构模型上观察。

成年女性乳房呈半球形。中央有乳头，其位置通常在第 4 肋间隙或第 5 肋与锁骨中线相交处。乳头顶端有输乳管的开口，乳头周围为乳晕，表面有颗粒状的乳晕腺。

乳房由皮肤、纤维组织、脂肪组织和乳腺构成。乳腺叶和输乳管均以乳头为中心，呈放射状排列。乳腺周围的纤维组织发出许多小的纤维束，连于乳房皮肤与乳腺深面的胸肌筋膜之间，称为乳房悬韧带或 Cooper 韧带。

2. 会阴

在男、女性会阴标本和模型，以及男、女性骨盆标本和模型上观察。

外生殖器与肛门之间的软组织为狭义会阴；封闭小骨盆下口的全部软组织为广义会阴，分为尿生殖区（尿生殖三角）和肛门区（肛三角）。盆膈上、下筋膜及其间的肛提肌和尾骨肌组成盆膈，封闭骨盆下口大部分，有直肠通过；尿生殖膈上、下筋膜及其间的会阴深横肌和尿道括约肌组成尿生殖膈，封闭盆膈裂孔，男性有尿道通过，女性有尿道和阴道通过。

练 习 题

1. 单项选择题

(1) 关于男性生殖器功能的描述,正确的是(　　)。

　A. 附睾产生精子　　　　　　　　B. 精囊贮存精子

　C. 睾丸参与输送精子　　　　　　D. 精液全部由前列腺产生

　E. 尿道兼有排尿和排精功能

(2) 关于精索的描述,正确的是(　　)。

　A. 由附睾尾至腹股沟管深环　　　B. 由附睾尾至膀胱底后面

　C. 由睾丸上端至腹股沟管浅环　　D. 由睾丸上端至腹股沟管深环

　E. 由睾丸下端至腹股沟管深环

(3) 关于精囊的描述,正确的是(　　)。

　A. 是男性内生殖器中的附属腺体　B. 是精子贮存和成熟的场所

　C. 位于输精管壶腹的内侧　　　　D. 位于前列腺的后面

　E. 直接开口于尿道

(4) 男性尿道外伤断裂最易发生在(　　)。

　A. 前列腺部　　　　　　　　　　B. 膜部

　C. 海绵体部　　　　　　　　　　D. 球部

　E. 阴茎头

(5) 关于输卵管的描述,正确的是(　　)。

　A. 位于子宫阔韧带的上缘内

　B. 其内侧端为子宫口,外侧端为卵巢口

　C. 输卵管峡位于输卵管壶腹的外侧

　D. 输卵管壶腹边缘有输卵管伞

　E. 输卵管的腹腔口开口于腹腔

(6) 关于子宫的描述,正确的是(　　)。

　A. 子宫底、颈之间为子宫体,上窄下宽

　B. 子宫口的前后缘形成前、后穹

　C. 子宫前倾是子宫体与子宫颈之间向前的弯曲

　D. 子宫主韧带是维持子宫正常位置、防止向下脱垂的主要结构

　E. 借子宫阔韧带固定于骶骨前面

(7) 产科常经子宫的哪个部位行剖宫取胎术(　　)。

A. 子宫体　　　　　　　　　　B. 子宫颈阴道上部

C. 子宫峡　　　　　　　　　　D. 子宫底

E. 子宫颈阴道部

2. 多项选择题

(1) 关于男性内生殖器的描述,正确的是(　　)。

A. 由生殖腺、输精管道和附属腺组成

B. 生殖腺是附睾

C. 输精管道包括睾丸、输精管、射精管和尿道

D. 附属腺有前列腺、尿道球腺和精囊

E. 附睾产生精子,并分泌雄性激素

(2) 关于输精管的描述,正确的是(　　)。

A. 是输送精子的管道　　　　　B. 构成精索的主要成分

C. 输精管壶腹位于精囊的内侧　D. 管腔较细,管壁较薄

E. 起于附睾尾

(3) 关于前列腺的描述,正确的是(　　)。

A. 有男性尿道穿过

B. 分泌物构成精液的主要成分

C. 可分为前列腺底、前列腺体和前列腺尖 3 部分

D. 前列腺体后面正中有前列腺沟

E. 腺实质有射精管穿过

(4) 关于女性内生殖器的描述,正确的是(　　)。

A. 包括生殖腺、输送管道和附属腺体

B. 生殖腺是卵巢

C. 输送管道只包括输卵管和阴道

D. 卵巢分泌雌激素和产生卵子

E. 卵子在子宫内受精并植入内膜,发育成胎儿

(5) 关于乳房的描述,正确的是(　　)。

A. 乳腺叶和输乳管均以乳头为中心,呈放射状排列

B. 由乳腺及大量结缔组织组成

C. 每个乳腺叶有一个输乳管

D. 乳头的周围有乳晕

E. 乳房悬韧带对乳腺有固定作用

(6) 关于会阴的描述,正确的是(　　)。

A. 有广义和狭义之分

B. 狭义会阴是指肛门与外生殖器之间的区域

C. 广义会阴是指狭义会阴以外的区域

D. 广义会阴的境界呈菱形，与骨盆下口一致

E. 广义会阴可分为尿生殖三角和肛门三角

3. 名词解释

(1) 精索(spermatic cord)。

(2) 射精管(ejaculatory duct)。

(3) 子宫峡。

(4) 乳房悬韧带。

4. 问答题

(1) 列表比较男、女性生殖系统的组成。

(2) 简述较小的肾盂结石经泌尿道外排可能滞留的部位。

(3) 用箭头表示精子产生及排出的途径。

(4)简述子宫的正常位置、姿势及固定装置。

(5)简述乳腺手术时采取的切口及其解剖学基础。

(6)用箭头表示卵子产生及排出的途径。

5. 思考题

(1)男性体检时从何处触诊前列腺？前列腺肥大可产生什么后果？

(2)试述阴道穹后部及其临床意义。

(3)试述会阴侧切术的解剖学基础。

(梁　亮)

医学小课堂　　本章思维导图

第八章 腹 膜

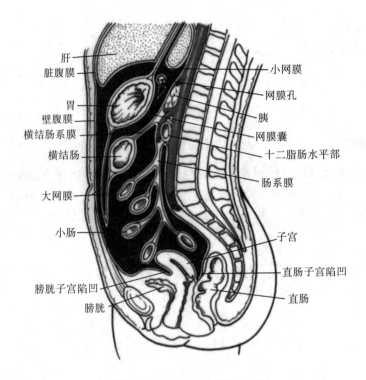

腹膜腔正中矢状切面模式图(女性)

第八章 腹 膜

实验 腹膜及其形成的结构

一、实验目的与要求

(1) 掌握壁、脏腹膜和腹膜腔的概念。
(2) 掌握腹膜与腹、盆腔器官的关系。
(3) 熟悉腹膜形成的韧带、网膜、系膜和陷凹等结构；熟悉小网膜的位置、分部与内容；了解大网膜的位置；了解网膜囊的组成及网膜孔。

二、实验教具

(1) 标本 男、女性盆腔正中矢状切面标本；腹前壁打开的标本（脏器和腹壁有完整腹膜覆盖）等。
(2) 模型 腹膜模型；腹腔正中矢状切面和水平切面模型；男、女性盆腔正中矢状切面模型等。
(3) 其他 挂图、图谱、课件、教学录像、多媒体数码互动教学系统、AI 智慧系统等。

三、观察方法

1. 腹膜概述

在腹前壁打开的标本、腹膜模型、腹腔正中矢状切面和水平切面模型上观察。

腹膜是覆盖在腹、盆腔壁内和腹、盆腔器官表面的薄而光滑的浆膜。覆盖在腹、盆腔壁内的腹膜为壁腹膜，覆盖在腹、盆腔脏器表面的腹膜为脏腹膜。两者转折移行形成腹膜腔。

以胃、肝、肾为例，理解腹、盆腔器官与脏腹膜的关系。脏器表面几乎全部被腹膜所覆盖的为腹膜内位器官（胃）；脏器表面大部分被腹膜所覆盖的为腹膜间位器官（肝）；脏器仅一面被腹膜所覆盖的为腹膜外位器官（肾），临床又称腹膜后位器官。

2. 网膜和网膜囊

在腹前壁打开的标本、腹膜模型、腹腔正中矢状切面和水平切面模型上观察。

小网膜是连结在肝门与胃小弯和十二指肠上部之间的双层腹膜结构，其中肝门与胃小弯之间的左侧部为肝胃韧带，肝门与十二指肠上部之间的右侧部为肝十二指肠韧带，后者内有肝固有动脉、胆总管和肝门静脉，注意其排列关系，左前方为肝固有动脉，右前方为胆总管，二者后方为肝门静脉。肝十二指肠韧带后方为网膜孔，向左侧通入小网膜和胃后方的网膜囊，探查网膜孔的境界和网膜囊的六壁。大网膜覆盖于空、回肠和横结肠的前方，注意理解其为"连于胃大弯与横结肠之间的双层腹膜返折"。

3. 系膜

在腹前壁打开的标本和腹膜模型上观察。

横结肠系膜是位于横结肠与腹后壁之间的双层腹膜结构；横结肠下方，连结空、回肠与腹后壁之间的结构为肠系膜。比较儿童和成人肠系膜的特点，理解"儿童易患肠套叠及肠扭转"。在右髂区，有与阑尾相连的阑尾系膜，注意其内阑尾动脉的位置；在左髂区，有与乙状结肠相连的乙状结肠系膜，该系膜较长，故乙状结肠活动度大，注意理解"乙状结肠容易发生肠扭转"。

4. 韧带

在腹前壁打开的标本和腹膜模型上观察。

除肝、胃韧带和肝十二指肠韧带外，肝的上方与膈之间有前后方向的镰状韧带，其游离缘内有肝圆韧带；有左右方向的冠状韧带，其前、后层之间为肝裸区，冠状韧带左、右两端前后层黏合为左、右三角韧带。胃大弯与横结肠之间的双层腹膜结构为胃结肠韧带，是大网膜的上部；胃底和胃大弯上部与脾门之间的双层腹膜结构为胃脾韧带；脾门与左肾之间的双层腹膜结构为脾肾韧带。

5. 隐窝和陷凹

在腹前壁打开的标本和腹膜模型以及男、女性盆腔正中矢状切面标本和模型上观察。

肝右叶下方深部与右肾之间为肝肾隐窝，注意理解"肝肾隐窝为仰卧位时腹膜腔最低的部位"。在腹前壁下部内面，有从外下斜向内上方的脐外侧襞（由腹壁下动脉形成），其下部内、外侧的浅凹分别是腹股沟内侧窝和腹股沟外侧窝，腹股沟管深环正对腹股沟外侧窝。

腹膜陷凹主要位于盆腔内，是由腹膜在盆腔器官之间移行折返形成的。男性有直肠膀胱陷凹，女性有直肠子宫陷凹（注意其与阴道穹后部的关系）和膀胱子宫陷凹。

腹膜腔穿刺术

针对有腹腔积液的病人，为了诊断和治疗疾病，可进行腹膜腔穿刺术。通过腹膜腔穿刺术抽取积液进行检验，以便寻找病因，缓解大量腹腔积液导致的各种症状，进行腹膜腔内给药或腹膜透析等。

可结合腹部叩诊浊音最明显区域和超声探查结果选择穿刺点。穿刺点一般选择左下腹部、脐与左髂前上棘连线中、外1/3交点处,也可选择脐与耻骨联合连线中点上方1 cm、偏左或偏右1~1.5 cm处,或侧卧位脐水平线与腋前线或腋中线交点处。对于少量或包裹性积液,常需在超声引导下定位穿刺。急腹症的穿刺点选择在压痛和肌紧张最明显处。

腹膜腔放液不宜过快过多。治疗性放液一般初次不超过1000 mL,以后每次不超过3000 mL。肝硬化病人一次放液一般不超过3000 mL,以免过多放液诱发肝性脑病和电解质紊乱。

练习题

1. 单项选择题

(1) 在仰卧位时,腹膜腔最低的部位是(　　)。

A. 直肠膀胱陷凹　　　　　　B. 乙状结肠隐窝

C. 肝肾隐窝　　　　　　　　D. 直肠子宫陷凹

E. 腹股沟外侧窝

(2) 没有系膜的器官是(　　)。

A. 横结肠　　　　　　　　　B. 降结肠

C. 阑尾　　　　　　　　　　D. 空肠

E. 回肠

2. 多项选择题

(1) 腹膜形成的结构有(　　)。

A. 系膜　　　　　　　　　　B. 网膜

C. 陷凹　　　　　　　　　　D. 韧带

E. 隐窝

(2) 下列器官中,属于腹膜内位器官的是(　　)。

A. 横结肠　　　　　　　　　B. 降结肠

C. 阑尾　　　　　　　　　　D. 空肠

E. 回肠

3. 名词解释

肝十二指肠韧带(hepatoduodenal ligament)。

4. 问答题

男、女性盆腔内各形成了哪些陷凹？女性腹膜腔可通过哪条途径与外界相通？当女性腹腔积液时，可在何处穿刺抽取液体？穿刺时采取什么体位较好？

5. 思考题

腹部外科手术后，为何常嘱病人取半卧位？请用所学解剖学知识分析。

（梁　亮）

本章思维导图

第九章　心血管系统

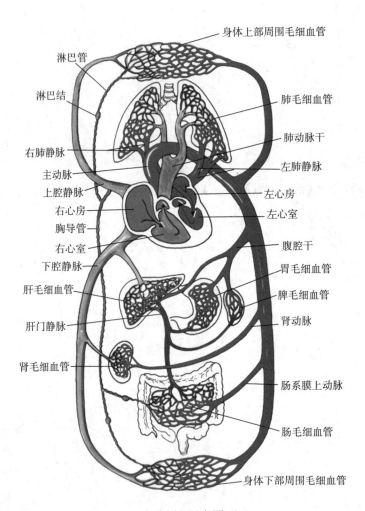

血液循环示意图

第九章 心血管系统

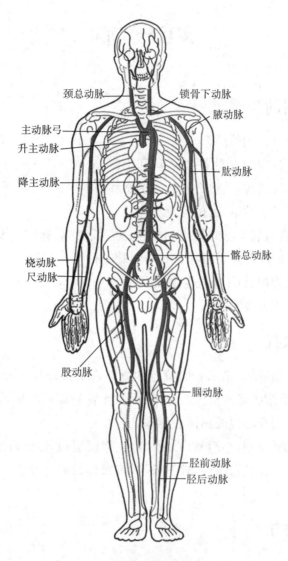

全身主要动脉概观

血液循环示意图　　全身主要动脉概观

实验一　心

一、实验目的与要求

(1) 掌握心的位置和外形。
(2) 掌握各心腔内的主要结构、入口和出口。
(3) 了解心壁的结构,熟悉心间隔的形态和薄弱区。
(4) 掌握心传导系的组成、位置及功能。
(5) 掌握左、右冠状动脉的起止和行程;熟悉冠状动脉的主要分支及分布;掌握冠状窦的位置和开口;熟悉心大、中、小静脉的行程。
(6) 掌握心包的构成;了解心包窦的位置。
(7) 了解心的体表投影。

二、实验教具

(1) 标本　纵隔标本(显示心的位置和毗邻);未打开和打开心腔的离体心标本;去除心底、保留瓣膜环的离体心标本;保留血管的离体心标本;游离的心-肺联合标本;未剖开和剖开心包的离体心标本。
(2) 模型　纵隔模型;心模型;心纤维性支架模型;心传导系模型。
(3) 其他　挂图、图谱、课件、教学录像、多媒体数码互动教学系统、AI 智慧系统等。

三、观察方法

1. 心的位置

在游离的心-肺联合标本、纵隔标本和模型上观察。

心位于中纵隔内,外面裹以心包,约 2/3 在正中线的左侧,1/3 在正中线的右侧。心的前面有小部分未被肺和胸膜覆盖,隔心包与左侧第 4~6 肋软骨相邻,故心内注射常经左侧第 4 肋间隙胸骨左缘进针。

2. 心的外形

在剖开心包的离体心标本、未打开心腔的离体心标本和心模型上观察。

心似倒置的圆锥体。观察者将右拳置于胸前,将心按右拳位置进行摆放,确定最左前下方的心尖所在,其体表投影位于左侧第 5 肋间隙、锁骨中线内侧 1~2 cm 处,观察者可在此处触及心尖搏动。与心尖对应的为心底,朝向右后上方。

胸肋面朝向前上方,膈面几乎成水平位,朝向下并略朝后。下缘近水平位,左、右缘圆钝。

心表面有4条沟,冠状沟(房室沟)几乎成冠状位,是心房和心室分界的标志;胸肋面的前室间沟和膈面的后室间沟在心尖切迹汇合,是左、右心室分界的标志;后房间沟不明显,是左、右心房分界的标志。后房间沟、后室间沟和冠状沟的相交处称为房室交点。

心的外形

3. 心腔

在打开心腔的离体心标本和心模型上观察。

(1)右心房　借表面纵行的界沟和腔面对应的界嵴,右心房分为前方的固有心房和后方的腔静脉窦。固有心房内,由界嵴向前发出许多平行的梳状肌,止于右房室口。腔静脉窦的后上方有上腔静脉口,后下方有下腔静脉口。下腔静脉口与右房室口之间有冠状窦口(牵拉开可见透光度增大)。右心房内侧壁(左、右心房之间)为房间隔,其中下部的卵圆形凹陷为卵圆窝。

(2)右心室　右心室被弓形的室上嵴分为后下方的流入道和前上方的流出道。流入道又称固有心腔,腔面纵横交错的肌性隆起为肉柱;部分隆起突入心腔形成乳头肌,分前、后、隔侧3群。流入道的入口为右房室口,周围有三尖瓣环围绕,三尖瓣附着于该环,借腱索与乳头肌相连,四者在形态和功能上是一个整体,称三尖瓣复合体,共同保证血液定向从右心房流向右心室。流出道又称动脉圆锥,上端借肺动脉口通肺动脉干,口边缘附着3个半月形的肺动脉瓣。

(3)左心房　左心房两侧各有2个肺静脉口,前下方有左房室口。

(4)左心室　左心室以二尖瓣前尖为界,分为左后方的流入道和右前方的流出道。流入道的入口为左房室口,其周缘有二尖瓣环、二尖瓣、腱索和乳头肌共同构成的二尖瓣复合体。流出道为主动脉前庭,出口为主动脉口,周围附着3个半月形的主动脉瓣,瓣膜与主动脉壁之间为主动脉窦,主动脉左、右窦分别有左、右冠状动脉的开口。

4. 心的构造

在去除心底、保留瓣膜环的离体心标本和心纤维性支架模型上观察。

心纤维性支架即心纤维骨骼,是心肌和瓣膜附着处的纤维支架。重点观察4个瓣膜纤维环。

房间隔分隔左、右心房,其右侧面中下部的卵圆窝是房间隔缺损的好发部位。

室间隔分隔左、右心室,大部分由较厚的心肌构成,称室间隔肌部;在隔的上份、主动脉口前方则较薄,称室间隔膜部,是室间隔缺损的好发部位。

5. 心传导系

在心传导系模型上观察。

心传导系由特殊心肌细胞构成,包括窦房结、房室结、房室束、左右束支和 Purkinje 纤维网等。

窦房结位于上腔静脉根部与右心房之间的心外膜深面,是心的正常起搏点。

房室结是房室交界区的中央部分,位于房间隔下部、冠状窦口前上方的心内膜深面,将来自窦房结的兴奋延搁下传至心室。

6. 心的血管

在保留血管的离体心标本和心模型上观察。

营养心的动脉为左、右冠状动脉。①左冠状动脉发自主动脉左窦,经肺动脉干与左心耳之间向左行,在左心耳深面分为前室间支(下行于前室间沟内)和左旋支(沿冠状沟绕至膈面)。主要分布于左半心、右心室部分前壁、室间隔前 2/3 和心传导系(部分)。②右冠状动脉起于主动脉右窦,经右心耳与肺动脉干之间,沿冠状沟右行,至房室交点附近分为后室间支(下行于后室间沟内)和右旋支。主要分布于右半心、左心室部分后壁、室间隔后 1/3 和心传导系(主要)。

大部分静脉血经冠状窦汇入右心房。冠状窦位于心膈面、左心房与左心室间的冠状沟内,收纳心大、中、小静脉。①心大静脉在心的胸肋面,起于心尖,伴前室间支循前室间沟上行;②心中静脉在心的膈面,起于心尖,伴后室间支循后室间沟上行;③心小静脉起于心右缘,伴右冠状动脉沿冠状沟后行汇入冠状窦右端。

7. 心包

在未剖开和剖开心包的离体心标本上观察。

心的外周由一膜性囊包裹,即纤维心包,向上与大血管外膜相延续。纤维心包的内表面和心的外表面光滑,分别为浆膜心包的壁层和脏层(心外膜)。浆膜心包壁、脏两层在大血管根部相互移行,形成心包腔。

心包腔在升主动脉和肺动脉干后方与上腔静脉和左心房前壁前方之间的间隙为心包横窦,从两侧入口可伸入 1~2 个横指;心包腔在左心房后壁、左右肺静脉、下腔静脉与心包后壁之间的间隙为心包斜窦(即在心后方与心包之间的间隙);心包腔前下部位于心包前壁与膈之间的交角处为心包前下窦,心包积液常存于此,从左剑肋角进行心包穿刺,恰可进入该窦。

心包腔穿刺术

心包腔穿刺术主要用于判断心包积液的性质,以协助病因诊断;如有心脏压塞,穿刺抽液可减轻病人症状;如为化脓性心包炎,穿刺排脓、冲洗和注入药物可达到一定的治疗作用。

仔细叩出心浊音界,选好穿刺点,通常采用的是剑突与左肋弓下缘夹角(左剑肋角)处或心尖部内侧。选择剑突下进针时,应使针体与腹前壁呈30°~40°角,向上、向后并稍向左侧刺入心包腔后下部;选择心尖部进针时,根据膈肌位置高低,一般在左侧第5或第6肋间隙心浊音界内2.0 cm左右进针,使针自下而上向脊柱方向缓慢刺入。目前多在穿刺术前采用心脏超声检查,确定液平段大小、穿刺部位、穿刺方向和进针距离,选择液平段最大、距离体表最近点作为穿刺部位,或在超声引导下进行心包腔穿刺,更为准确安全。

当感到针尖抵抗感突然消失时,提示穿刺针已穿过心包壁层;如针尖感到心的搏动,此时应退针少许,以免划伤。抽液速度不宜过快过多,首次抽液不宜超过100 mL,重复抽液可逐渐增至300~500 mL。

实验二 动脉

一、实验目的与要求

(1)熟悉肺动脉干和左、右肺动脉的起止、行程及动脉韧带的位置。

(2)掌握主动脉的起止、行程和分部;熟悉升主动脉、主动脉弓、胸主动脉的起止和位置及主要分支。

(3)掌握颈动脉窦的位置、形态和作用;熟悉颈总、颈外动脉的起始、行程和分支。

(4)掌握锁骨下动脉的三大分支;熟悉锁骨下动脉与腋动脉、肱动脉、桡动脉和尺动脉的移行关系;了解上肢各动脉的主要分支;掌握掌浅弓、掌深弓的组成和意义。

(5)掌握腹主动脉成对脏支和不成对脏支的名称及其主要分支;了解腹主动脉的壁支。

(6)熟悉髂内动脉的分支和分布;熟悉髂外动脉、股动脉、腘动脉、胫前动脉、胫后动脉和足背动脉的移行关系;了解下肢各动脉的主要分支。

(7)熟悉头、颈、四肢主要动脉的切脉点和压迫止血点。

二、实验教具

(1)标本　完整人体标本(显示全身动脉);保留大血管的离体心标本;纵隔标本;保留血管的头颈-纵隔标本;游离的心-肺联合标本;游离上肢血管标本;手动脉标本;腹膜后间隙标本;保留腹腔器官的腹部标本;盆腔动脉标本;游离下肢血管标本。

(2)模型　保留血管的头颈-纵隔模型;游离上肢血管模型;手动脉模型;盆腔动脉模型;游离下肢血管模型等。

(3)其他　挂图、图谱、课件、教学录像、多媒体数码互动教学系统、AI智慧系统等。

三、观察方法

1. 动脉观察要点

学会在标本上区分动脉与静脉。在同一位置,动脉管腔小、管壁厚、弹性好,多呈圆形;静脉管腔大、管壁薄、弹性差,多呈塌陷状,标本内常残留有血液。

重点观察全身各区域的动脉主干,以上肢动脉为例,注意锁骨下动脉、腋动脉、肱动脉、尺动脉、桡动脉、掌浅弓和掌深弓的延续关系。

小动脉数量多、变异大,学习过程中涉及动脉的起始、行程和分布,其中起始和行程常有变异,但分布的器官不变。因此,需要学会根据动脉分布的器官来确认血管的名称。

2. 肺动脉

在保留大血管的离体心标本、纵隔标本、游离的心-肺联合标本上观察。

肺动脉干为一短干,起于右心室,向左后上行至主动脉弓的下方处分为左、右肺动脉,分别经左、右肺门入肺。在左肺动脉起始处与主动脉弓下壁之间有动脉韧带,为胚胎时期动脉导管闭锁的遗迹。

3. 主动脉

在完整人体标本(显示全身动脉)、纵隔标本和腹膜后间隙标本上观察。

主动脉按行程可分为升主动脉、主动脉弓和降主动脉3段,降主动脉在第12胸椎高度穿膈肌的主动脉裂孔处被分为上方的胸主动脉和下方的腹主动脉。

(1)升主动脉　升主动脉起自左心室主动脉口,向右前上行至右侧第2胸肋关节后方延续为主动脉弓,起始部发出左、右冠状动脉。

(2)主动脉弓　主动脉弓在右侧第2胸肋关节后方续于升主动脉,弓形弯向左后方,在第4胸椎体下缘处延续为降主动脉。弓的凸侧发出三大分支,自右向左为头臂干、左颈总动脉和左锁骨下动脉。

(3) 胸主动脉　胸主动脉在第4胸椎体下缘水平续于主动脉弓，自脊柱左前方下行并逐渐转至脊柱前方，在第12胸椎体下缘水平穿膈肌主动脉裂孔，续为腹主动脉。壁支有肋间后动脉、肋下动脉和膈上动脉，脏支有支气管支、食管支和心包支。

(4) 腹主动脉　腹主动脉在膈肌主动脉裂孔处续于胸主动脉，沿脊柱前方下降至第4腰椎体下缘处分为左、右髂总动脉。壁支主要为腰动脉，成对脏支有肾动脉、肾上腺中动脉、卵巢动脉或睾丸动脉，不成对脏支有腹腔干、肠系膜上动脉和肠系膜下动脉。

(5) 髂总动脉　本干无分支，行至同侧骶髂关节处分为髂内动脉和髂外动脉。

4. 颈总动脉及其分支

在保留血管的头颈-纵隔标本和模型上观察。

颈总动脉右侧起自头臂干，左侧直接发自主动脉弓。沿食管、气管的外侧上行，至甲状软骨上缘水平分为颈内动脉和颈外动脉。颈总动脉末端和颈内动脉起始部膨大，为颈动脉窦（压力感受器）。

(1) 颈内动脉　在颈部无分支。

(2) 颈外动脉　颈外动脉发出的主要分支有甲状腺上动脉、舌动脉、面动脉、颞浅动脉和上颌动脉。结合颅底标本理解发自上颌动脉的脑膜中动脉的行程。

5. 锁骨下动脉及其分支

在保留血管的头颈-纵隔标本、游离上肢血管标本及模型、手动脉标本及模型上观察。

锁骨下动脉右侧起自头臂干，左侧直接起自主动脉弓，主要分支有椎动脉（向上）、胸廓内动脉（向下）、甲状颈干（发出甲状腺下动脉）和肋颈干。

(1) 腋动脉　腋动脉在第1肋外侧缘续于锁骨下动脉，至大圆肌和背阔肌下缘移行为肱动脉，发出分支至腋窝各壁。前壁为胸肩峰动脉（主要至胸大肌），内侧壁为胸外侧动脉（主要至前锯肌），外侧壁为旋肱前、后动脉（绕肱骨外科颈），后壁为肩胛下动脉及其分支胸背动脉（主要至背阔肌）和旋肩胛动脉（至冈下窝）。

(2) 肱动脉　肱动脉沿肱二头肌内侧下降至肘关节前方，在平桡骨颈处分为尺动脉和桡动脉。发出肱深动脉斜向后外侧，伴桡神经向后下走行。

(3) 尺动脉和桡动脉　尺动脉在尺侧腕屈肌与指浅屈肌之间下行，经豌豆骨桡侧至手掌，其末端与桡动脉掌浅支吻合形成掌浅弓。桡动脉先在肱桡肌深面，后经肱桡肌腱与桡侧腕屈肌腱之间下行，绕桡骨茎突至手背，继而穿第1掌骨间隙入手掌，其末端与尺动脉掌深支吻合形成掌深弓。

6. 腹主动脉及其分支

在保留腹腔器官的腹部标本和腹膜后间隙标本上观察。

(1) 不成对脏支　不成对脏支包括腹腔干、肠系膜上动脉和肠系膜下动脉。①腹腔干由腹主动脉穿主动脉裂孔稍下方发出,短而粗,迅速分为胃左动脉、肝总动脉和脾动脉三大分支。追踪各分支的进一步分支情况,重点在胃大弯、胃小弯和胃底处观察胃的血液供应情况。②肠系膜上动脉约平第 1 腰椎体高度发出,主要分支有胰十二指肠下动脉、空肠动脉、回肠动脉、回结肠动脉(至回肠末端、盲肠、阑尾和升结肠起始部)、右结肠动脉(至升结肠)和中结肠动脉(至横结肠)。③肠系膜下动脉约平第 3 腰椎体高度发出,主要分支有左结肠动脉(至降结肠)、乙状结肠动脉(至乙状结肠)和直肠上动脉(至直肠上段)。

(2) 成对脏支　成对脏支包括肾上腺中动脉、肾动脉、睾丸动脉(男)或卵巢动脉(女)。①肾上腺中动脉约平第 1 腰椎体高度发出,行至肾上腺;②肾动脉平第 1~2 腰椎椎间盘高度发出,横行向外,至肾门附近分为前、后两干,在入肾门之前发出肾上腺下动脉;③睾丸动脉(男)或卵巢动脉(女)约平第 1 腰椎体下缘发出,细长。

(3) 壁支　壁支包括腰动脉、膈下动脉和骶正中动脉。注意观察其走行。

7. 髂内动脉和髂外动脉的分支

在盆腔动脉标本及模型、游离下肢血管标本及模型上观察。

(1) 髂内动脉　髂内动脉为一短干,分支有壁支和脏支 2 种。①壁支包括穿梨状肌上孔的臀上动脉、穿梨状肌下孔的臀下动脉和穿闭孔的闭孔动脉。注意观察其分布。②脏支:阴部内动脉在臀下动脉的前方下行,穿梨状肌下孔出骨盆,继经坐骨小孔至坐骨肛门窝,分布于肛门、会阴部和外生殖器;子宫动脉沿盆腔侧壁下行,在子宫颈外侧约 2 cm 处从输尿管的前方跨过并与之交叉,再沿子宫侧缘迂曲上升至子宫底。

(2) 髂外动脉　髂外动脉在腹股沟韧带中点深面延续为股动脉。

股动脉在股三角内下行,穿收肌腱裂孔至腘窝,移行为腘动脉。主要分支为股深动脉,再发出旋股内、外侧动脉分别至大腿肌内侧群和前群,穿动脉至大腿肌后群。

腘动脉在腘窝深部下行,至腘肌下缘分为胫前动脉和胫后动脉,沿途发出小分支至膝关节及邻近肌。

胫前动脉穿小腿骨间膜至小腿前面,在小腿肌前群之间下行,至踝关节前方移行为足背动脉。

胫后动脉沿小腿肌后群浅、深层之间下行,经内踝后方转至足底,分为足底内、外侧动脉。

实验三 静脉

一、实验目的与要求

(1)掌握上腔静脉的组成、起止、主要属支的名称、位置和收集范围;掌握颈内静脉的起止、行径和属支;掌握上肢主要浅静脉的位置、行径和注入部位;熟悉奇静脉的起止和行程;了解半奇静脉、副半奇静脉的起止和行径;了解颅内、外静脉的交通。

(2)掌握下腔静脉的组成、起止、主要属支的名称、位置和收集范围;掌握下肢主要浅静脉的位置、行径和注入部位;掌握肝门静脉的组成、主要属支的名称和收集范围及门-腔静脉吻合的主要部位。

二、实验教具

(1)标本 游离的心-肺联合标本;保留血管的头颈部标本;打开胸腔的标本;全身浅静脉标本;肝门静脉系标本;奇静脉系标本;腹膜后间隙标本;盆腔静脉标本等。

(2)模型 保留血管的头颈部模型;全身浅静脉模型;奇静脉系模型;肝门静脉系模型;男、女性正中矢状切面模型等。

(3)其他 挂图、图谱、课件、教学录像、多媒体数码互动教学系统、AI智慧系统等。

三、观察方法

1. 静脉观察要点

体循环静脉包括上腔静脉系、下腔静脉系和心静脉系(详见心的静脉),大致可区分为浅、深静脉。浅静脉位于浅筋膜内,又称皮下静脉;深静脉与同名动脉伴行,为伴行静脉。在同一位置,动脉管腔小、管壁厚、弹性好,多呈圆形;静脉管腔大、管壁薄、弹性差,多呈塌陷状,标本内常有残留血液。一般中等大小动脉的周围有2条静脉伴行。

重点观察体循环中上、下肢浅静脉的位置、行径和注入部位,以及肝门静脉系的组成、位置、属支及其与上、下腔静脉间的吻合处。

2. 肺静脉

在游离的心-肺联合标本上观察。

肺静脉每侧 2 条,包括左上、下肺静脉和右上、下肺静脉,起自肺门,止于左心房。

3. 头颈部静脉

在保留血管的头颈部标本和模型上观察。

(1)面静脉　面静脉起于内眦静脉,与面动脉伴行,注入颈内静脉。面静脉可与颅内静脉相交通,且缺乏静脉瓣,故面部化脓性感染处理不当,可致颅内感染。注意理解面部"危险三角"(鼻根到口角两侧的三角区)的解剖学基础。

(2)下颌后静脉　下颌后静脉由颞浅静脉和上颌静脉汇合而成,分为前、后 2 支。前支与面静脉汇合成面总静脉,注入颈内静脉;后支与耳后静脉、枕静脉汇合成颈外静脉。

(3)颈外静脉　颈外静脉在胸锁乳突肌表面下行,注入锁骨下静脉或静脉角。当心脏疾患或上腔静脉阻塞引起颈外静脉回流不畅时,在胸锁乳突肌表面可见静脉显著充盈,称"颈静脉怒张"。

(4)颈内静脉　颈内静脉收集颅内静脉血,起自颈静脉孔处,行于颈动脉鞘内,至胸锁关节后方与锁骨下静脉汇合成头臂静脉,汇合处称静脉角,为淋巴导管注入部位。

(5)锁骨下静脉　锁骨下静脉由腋静脉延续而来,接受颈外静脉的汇入,与颈内静脉汇合成头臂静脉。临床上常经锁骨上或锁骨下入路作锁骨下静脉导管插入。

4. 胸部静脉

在打开胸腔的标本、奇静脉系标本和模型上观察。

(1)头臂静脉　头臂静脉由颈内静脉和锁骨下静脉在胸锁关节后方汇合而成。观察汇合处形成的静脉角,寻找注入静脉角的淋巴导管。

(2)上腔静脉　上腔静脉由左、右头臂静脉汇合而成。沿升主动脉右侧下行,在穿纤维心包之前接受奇静脉的汇入,平第 3 胸肋关节下缘注入右心房。

(3)奇静脉系　奇静脉系包括奇静脉、半奇静脉和副半奇静脉等。①奇静脉起自右腰升静脉,在食管后方、胸主动脉右侧上行,至第 4 胸椎体高度向前跨过右肺根,注入上腔静脉,收集右侧肋间后静脉、食管静脉、支气管静脉和半奇静脉的血液;②半奇静脉起自左腰升静脉,沿胸椎体左侧上行,至第 8 胸椎体高度,经胸主动脉和食管后方向右注入奇静脉,收集左侧下部肋间后静脉、食管静脉和副半奇静脉的血液;③副半奇静脉沿胸椎体左侧下行,注入半奇静脉或向右跨过脊柱注入奇静脉,收集左侧上部肋间后静脉的血液。奇静脉系变异较多,观察时应注意。

5. 上肢静脉

在全身浅静脉标本和模型上观察。

(1) 上肢浅静脉　上肢浅静脉包括手背静脉网、头静脉、贵要静脉和肘正中静脉等。①头静脉起自手背静脉网桡侧,沿前臂桡侧、肘关节前面、肱二头肌外侧沟上行,再经三角肌胸大肌间沟至锁骨下窝,注入腋静脉或锁骨下静脉,收集手和前臂桡侧浅层结构的静脉血;②贵要静脉起自手背静脉网尺侧,沿前臂尺侧、肘部前面以及肱二头肌内侧沟上行至臂中份,注入肱静脉,或伴肱静脉上行注入腋静脉,收集手和前臂尺侧浅层结构的静脉血;③肘正中静脉在肘窝处连接头静脉和贵要静脉。

(2) 上肢深静脉　上肢深静脉与同名动脉伴行,包括桡静脉2条、尺静脉2条、肱静脉2条和腋静脉1条,腋静脉在第1肋外侧缘延续为锁骨下静脉。

6. 下肢静脉

在全身浅静脉标本和模型上观察。

(1) 下肢浅静脉　下肢浅静脉包括足背静脉网和大、小隐静脉。①大隐静脉起自足背静脉弓内侧端,经内踝前方,沿小腿内侧面、膝关节后内侧、大腿内侧面上行,至耻骨结节下外侧3～4 cm处注入股静脉。在注入股静脉前,大隐静脉接受股外侧浅静脉、股内侧浅静脉、阴部外静脉、腹壁浅静脉和旋髂浅静脉等5条属支,收集下肢内侧部和大腿前部浅层结构的静脉血。②小隐静脉起自足背静脉弓外侧端,经外踝后方,沿小腿后面上行,至腘窝下角处向深部注入腘静脉。小隐静脉收集足外侧部和小腿后部浅层结构的静脉血。

大隐静脉

(2) 下肢深静脉　下肢深静脉与同名动脉伴行,包括胫前静脉(2条)、胫后静脉(2条)、腘静脉和股静脉。

7. 腹盆部静脉

在腹膜后间隙标本、盆腔静脉标本和男、女性正中矢状切面模型上观察。

(1) 髂总静脉　髂总静脉由同侧髂外静脉和髂内静脉汇合而成。髂外静脉是股静脉的直接延续,髂内静脉收集盆腔内同名动脉分布范围内的静脉血。盆腔器官的静脉在器官壁内或表面形成丰富的静脉丛,包括膀胱静脉丛和直肠静脉丛等,女性还有子宫静脉丛和阴道静脉丛。

(2) 下腔静脉　下腔静脉由左、右髂总静脉汇合而成,沿脊柱右前方上行,经肝的腔静脉沟,穿膈肌的腔静脉孔进入胸腔,注入右心房。下腔静脉的属支包括壁支和脏支。壁支包括膈下静脉和 4 对腰静脉,均与同名动脉伴行;脏支包括右睾丸(卵巢)静脉、肾静脉、右肾上腺静脉和肝静脉,左睾丸(卵巢)静脉和左肾上腺静脉回流入左肾静脉。

8. 肝门静脉系

在肝门静脉系标本和模型上观察。

肝门静脉由肠系膜上静脉和脾静脉在胰颈后方汇合而成,经胰颈与下腔静脉之间上行进入肝十二指肠韧带,在肝固有动脉和胆总管的后方进入肝门。其主要属支包括肠系膜上静脉、脾静脉、肠系膜下静脉、胃左静脉、胃右静脉、胆囊静脉和附脐静脉等。肝门静脉系通过食管静脉丛、直肠静脉丛和脐周静脉网等与上、下腔静脉相互吻合交通。

中心静脉压测定

中心静脉压(central venous pressure,CVP)是指右心房及上、下腔静脉胸腔段的压力,主要受心功能、循环血容量和血管张力影响,是临床观察血流动力学的主要指标之一,对了解有效循环血容量和心功能有重要意义。中心静脉压正常值成人为 50～120 mmH$_2$O,小儿为 30～100 mmH$_2$O。CVP＜50 mmH$_2$O 提示血容量不足,如休克;CVP＞150 mmH$_2$O 提示明显心力衰竭,且有发生肺水肿的危险。具体情况应根据病情仔细分析。

中心静脉压测定常用于严重创伤、各类休克和急性循环功能衰竭等的危重病人,需要大量、快速补液的病人,接受心血管、颅脑和腹部等各类大、中手术以及需要长期输液或接受完全肠外营养的病人。

静脉插管方法有两种:经皮穿刺法较常用,经锁骨下静脉或右侧颈内/颈外静脉穿刺并插管至上腔静脉,或经股静脉插管至下腔静脉;静脉剖开法现仅用于经大隐静脉插管至下腔静脉。一般认为上腔静脉压较下腔静脉压更精确,当腹腔内压增高时,下腔静脉压易受影响而不够可靠。

练 习 题

1. 单项选择题

(1) 心尖(　　)。

A. 朝向左后下方 B. 朝向右后下方

C. 朝向左后上方 D. 朝向左前下方

E. 位于左侧第5肋间隙、左锁骨中线外侧1~2 cm处

(2) 心的右房室口有(　　)。

A. 二尖瓣 B. 三尖瓣

C. 主动脉瓣 D. 肺动脉瓣

E. 下腔静脉瓣

(3) 右心房有(　　)。

A. 左上肺静脉口 B. 肺动脉口

C. 主动脉口 D. 心小静脉口

E. 上、下腔静脉口

(4) 右心房内的结构有(　　)。

A. 室上嵴 B. 肉柱

C. 腱索 D. 乳头肌

E. 梳状肌

(5) 右心室有(　　)。

A. 梳状肌 B. 动脉圆锥

C. 动脉前庭 D. 二尖瓣

E. 冠状窦瓣

(6) 防止左心室的血逆流到左心房的瓣膜是(　　)。

A. 二尖瓣 B. 三尖瓣

C. 主动脉瓣 D. 肺动脉瓣

E. 冠状窦瓣

(7) 冠状窦注入(　　)。

A. 右心房 B. 右心室

C. 左心房 D. 左心室

E. 下腔静脉

(8) 卵圆窝位于(　　)。

A. 室间隔左心室面　　　　　　　B. 房间隔右心房面

C. 心房前壁　　　　　　　　　　D. 房间隔左心房面

E. 室间隔右心室面

(9) 心肌正常收缩的起搏点是（　　）。

A. 窦房结　　　　　　　　　　　B. 房室结

C. 结间束　　　　　　　　　　　D. 房室束

E. 房室交点

(10) 窦房结位于（　　）。

A. 房间隔下部的心内膜深面

B. 上腔静脉口前方的心内膜深面

C. 上腔静脉与右心房交界处心外膜深面

D. 右肺静脉入口处

E. 房室口深面

(11) 二尖瓣位于（　　）。

A. 上腔静脉口　　　　　　　　　B. 下腔静脉口

C. 主动脉口　　　　　　　　　　D. 肺动脉口

E. 左房室口

(12) 供应室间隔大部的动脉是（　　）。

A. 右冠状动脉主干　　　　　　　B. 右冠状动脉后室间支

C. 左冠状动脉前室间支　　　　　D. 左冠状动脉旋支

E. 左冠状动脉主干

(13) 属于升主动脉的分支是（　　）。

A. 头臂干　　　　　　　　　　　B. 食管动脉

C. 支气管动脉　　　　　　　　　D. 肋间后动脉

E. 左冠状动脉

(14) 主动脉弓凸侧右侧发出的第一个分支是（　　）。

A. 右颈总动脉　　　　　　　　　B. 右锁骨下动脉

C. 头臂干　　　　　　　　　　　D. 左颈总动脉

E. 左锁骨下动脉

(15) 颈外动脉的分支不供应（　　）。

A. 舌　　　　　　　　　　　　　B. 眼球

C. 眼睑　　　　　　　　　　　　D. 腮腺

E. 牙

(16) 脑膜中动脉发自（　　）。

A. 颈内动脉 B. 颈外动脉

C. 上颌动脉 D. 下颌动脉

E. 耳后动脉

(17)行于桡神经沟内的动脉是（   ）。

A. 桡动脉 B. 肱动脉

C. 旋肱后动脉 D. 肱深动脉

E. 旋肱前动脉

(18)肠系膜上动脉起始部闭塞，不出现血运障碍的部位是（   ）。

A. 回肠 B. 阑尾

C. 横结肠 D. 空肠

E. 降结肠

(19)肠系膜下动脉起始部闭塞，最可能出现血运障碍的部位是（   ）。

A. 空肠 B. 回肠

C. 升结肠 D. 横结肠

E. 乙状结肠

(20)阑尾动脉直接起自（   ）。

A. 胰十二指肠下动脉 B. 空肠动脉

C. 回肠动脉 D. 回结肠动脉

E. 右结肠动脉

(21)属于腹主动脉发出的成对脏支是（   ）。

A. 卵巢动脉 B. 子宫动脉

C. 肾上腺上动脉 D. 膀胱上动脉

E. 膈下动脉

(22)足背动脉延续自（   ）。

A. 股动脉 B. 腘动脉

C. 胫前动脉 D. 胫后动脉

E. 足底外侧动脉

(23)"颈静脉怒张"中过度充盈的静脉是（   ）。

A. 颈内静脉 B. 颈外静脉

C. 颈总静脉 D. 面静脉

E. 锁骨下静脉

(24)位于肘窝前方皮下的浅静脉是（   ）。

A. 头静脉 B. 贵要静脉

C. 肱静脉 D. 肘正中静脉

E. 前臂正中静脉

(25)大隐静脉栓子脱落最终栓塞于(　　)。

A. 心 B. 肝
C. 肺 D. 脑
E. 脾

(26)腹腔不成对脏器(肝除外)的静脉血都先汇流入(　　)。

A. 上腔静脉系 B. 下腔静脉系
C. 肝门静脉 D. 心静脉系
E. 肠系膜上、下静脉

2. 多项选择题

(1)心血管系统的组成包括(　　)。

A. 心 B. 心包
C. 动脉 D. 毛细血管
E. 静脉

(2)左心室有(　　)。

A. 冠状窦口 B. 二尖瓣
C. 主动脉口 D. 乳头肌
E. 梳状肌

(3)开口在右心房的是(　　)。

A. 上腔静脉口 B. 下腔静脉口
C. 主动脉口 D. 肺动脉口
E. 冠状窦口

(4)左、右心室收缩时,(　　)。

A. 三尖瓣开放 B. 二尖瓣关闭
C. 肺动脉瓣关闭 D. 主动脉瓣开放
E. 三尖瓣关闭

(5)三尖瓣复合体包括(　　)。

A. 三尖瓣环 B. 三尖瓣
C. 梳状肌 D. 腱索
E. 乳头肌

(6)右心房有(　　)。

A. 下腔静脉的开口 B. 上腔静脉的开口
C. 冠状窦的开口 D. 心大静脉的开口
E. 肺静脉的开口

(7)心传导系包括(　　)。
A. 窦房结 B. 房室结
C. 冠状窦 D. 房室束
E. 隔缘肉柱

(8)颈外动脉的直接分支有(　　)。
A. 舌动脉 B. 面动脉
C. 甲状腺上动脉 D. 颞浅动脉
E. 脑膜中动脉

(9)胸主动脉的脏支有(　　)。
A. 食管支 B. 肋间后动脉
C. 支气管支 D. 肋下动脉
E. 冠状动脉

(10)锁骨下动脉的分支有(　　)。
A. 椎动脉 B. 胸廓内动脉
C. 甲状颈干 D. 甲状腺上动脉
E. 肩胛下动脉

(11)营养甲状腺的动脉来源于(　　)。
A. 颈内动脉 B. 颈外动脉
C. 甲状颈干 D. 椎动脉
E. 肋颈干

(12)腹主动脉不成对的脏支有(　　)。
A. 腹腔干 B. 肠系膜上动脉
C. 肠系膜下动脉 D. 肝总动脉
E. 肾动脉

(13)营养胃的动脉有(　　)。
A. 胃左动脉 B. 胃网膜左动脉
C. 胃右动脉 D. 胃网膜右动脉
E. 胃短动脉

(14)肠系膜上动脉分支营养(　　)。
A. 空肠和回肠 B. 全部结肠
C. 盲肠和阑尾 D. 直肠
E. 肛管

(15)头面部可以触及搏动的动脉有(　　)。
A. 甲状腺上动脉 B. 舌动脉

C. 面动脉 D. 上颌动脉

E. 颞浅动脉

(16)奇静脉系包括(　　)。

A. 椎静脉 B. 奇静脉

C. 半奇静脉 D. 副半奇静脉

E. 冠状窦

(17)关于肝门静脉的描述,正确的是(　　)。

A. 由肠系膜上静脉和肠系膜下静脉汇合而成

B. 可与上、下腔静脉沟通

C. 收集全部腹腔不成对器官的静脉血

D. 有丰富的静脉瓣

E. 经肝门入肝

3. 名词解释

(1)三尖瓣复合体(tricuspid valve complex)。

(2)心传导系。

(3)颈动脉窦(carotid sinus)。

(4)掌浅弓(superficial palmar arch)。

(5)掌深弓(deep palmar arch)。

(6)静脉角(venous angle)。

4. 问答题

(1)简述心房与心室及左、右心室表面分界的标志及标志处通行的重要结构。

(2)简述4个心腔的出、入口及瓣膜附着情况。

(3)简述心传导系的位置、组成、功能及心兴奋传导的途径。

(4)简述全身各局部的动脉主干。

(5)简述胃、结肠、甲状腺、胰和肾上腺的营养血管及来源。

(6)简述头部、上肢和下肢各临床摸脉点的位置和触及动脉。

(7)一阑尾炎患者拟用静脉输液进行保守治疗,若采取手背静脉网桡侧输液,简述药物到达阑尾的途径。

5. 思考题

(1)经右股静脉穿刺进行卵圆孔封堵术,请根据解剖学知识分析导管是经何途径至卵圆孔的。

(2)肝硬化晚期患者常伴有脐周静脉曲张、腹水、呕血、便血等症状,请根据解剖学知识解释其发生的机制。

(涂丽莉 龚 鑫)

医学小课堂

本章思维导图
(心)

本章思维导图
(动脉)

本章思维导图
(静脉)

第十章 淋巴系统

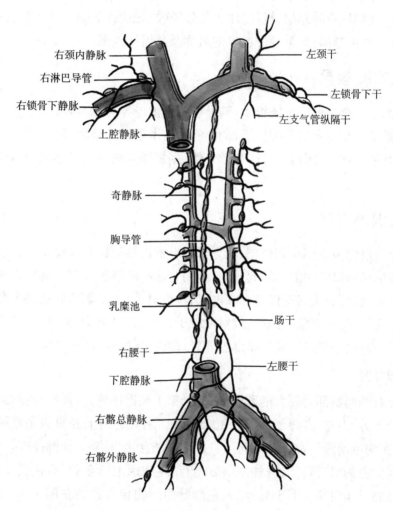

淋巴干和淋巴导管

实验一　淋巴管道

一、实验目的与要求

(1) 掌握淋巴系统的组成。
(2) 掌握胸导管的起始、行径、注入部位和收集范围；掌握右淋巴导管的位置、注入部位和收集范围；熟悉各淋巴干的名称及其引流范围。

二、实验教具

(1) 标本　全身淋巴系统标本；胸导管及右淋巴导管标本等。
(2) 模型　全身淋巴系统模型；胸导管及右淋巴导管模型等。
(3) 其他　挂图、图谱、课件、教学录像、多媒体数码互动教学系统、AI 智慧系统等。

三、观察方法

在全身淋巴系统标本和模型、胸导管及右淋巴导管标本和模型上观察。

毛细淋巴管以膨大的盲端起始，互相吻合成毛细淋巴管网。淋巴管由毛细淋巴管汇合形成，可分为浅淋巴管和深淋巴管，内有瓣膜，呈串珠状或藕节状。淋巴干由淋巴管汇成，有 9 条，分别是成对的腰干、支气管纵隔干、锁骨下干、颈干和单一的肠干。淋巴干最终汇成 2 条淋巴导管，即胸导管和右淋巴导管。

1. 胸导管

胸导管的起始部为膨大的乳糜池，位于第 1 腰椎体前方，即腹后壁、膈肌主动脉裂孔的下方，由左、右腰干和肠干汇合而成。胸导管向上经膈肌主动脉裂孔进入胸腔，在胸主动脉与奇静脉之间沿脊柱右前方上行至第 5 胸椎高度，经食管与脊柱之间向左侧斜行，再沿脊柱左前方上行，穿胸廓上口至颈部，接受左颈干、左支气管纵隔干和左锁骨下干后，注入左静脉角。胸导管收纳左侧半头、颈、上肢、胸部及膈肌以下身体各部的淋巴液。

2. 右淋巴导管

右淋巴导管为一短干，长仅为 1～1.5 cm，出现率为 20%，由右颈干、右支气管纵隔干和右锁骨下干汇合而成，注入右静脉角，收集右侧半头、颈、上肢及胸部的淋巴液。

实验二　淋巴器官

一、实验目的与要求

(1)了解全身主要淋巴结群的位置及引流概况。
(2)了解胸腺的位置和形态。
(3)掌握脾的位置和形态。

二、实验教具

(1)标本　全身淋巴系统标本；游离脾标本；小儿胸腔内胸腺标本等。
(2)模型　全身淋巴系统模型等。
(3)其他　挂图、图谱、课件、教学录像、多媒体数码互动教学系统、AI智慧系统等。

三、观察方法

1. 淋巴结

在全身淋巴系统标本和模型上观察。

淋巴结大小不一，呈圆形或椭圆形，一侧隆凸，一侧凹陷。引流某一器官或部位淋巴的第一级淋巴结称局部淋巴结，又称哨位淋巴结。①颈外侧浅、深淋巴结，分别沿颈外静脉和颈内静脉排列；②腋淋巴结，按位置分为胸肌淋巴结、外侧淋巴结、肩胛下淋巴结、中央淋巴结和尖淋巴结；③支气管肺门淋巴结，又称肺门淋巴结，位于肺门处、肺血管和支气管之间；④腹股沟淋巴结，分浅、深两组，浅淋巴结位于腹股沟韧带下方、大隐静脉根部周围，深淋巴结位于股静脉内侧；⑤髂淋巴结，位于盆腔同名血管周围，包括髂内淋巴结、髂外淋巴结和髂总淋巴结；⑥腰淋巴结，位于腹后壁、腹主动脉和下腔静脉周围；⑦肠系膜上淋巴结、肠系膜下淋巴结和腹腔淋巴结，位于同名动脉根部的周围。

2. 胸腺

在全身淋巴系统标本和模型、小儿胸腔内胸腺标本上观察。

胸腺位于胸骨柄后方、胸腔上纵隔前部。小儿胸腺呈扁条形，分左、右两叶，借结缔组织相连。青春期后，胸腺逐渐退化并被结缔组织替代。

3. 脾

在全身淋巴系统标本和模型、游离脾标本上观察。

脾位于左季肋区、第9～11肋深面。注意辨认位于其脏面的脾门及上缘的脾切迹。

淋巴结穿刺术和淋巴结活组织检查术

通过淋巴结穿刺术，采集淋巴结抽取液，制备涂片，进行细胞学或病原生物学检查，以协助临床诊断。穿刺部位选择在易于固定、明显肿大且远离大血管的淋巴结。穿刺时沿淋巴结长轴刺入淋巴结内，刺入深度因淋巴结大小而定，然后边拔针边用力抽吸，利用负压吸出淋巴结内的液体和细胞成分。

当全身或局部淋巴结肿大，怀疑白血病、淋巴瘤、结核或肿瘤转移等，而淋巴结穿刺检查不能明确诊断时，应采用淋巴结活组织检查术，以进一步明确诊断。活检部位一般选择在明显肿大且操作方便的淋巴结；全身浅表淋巴结肿大者，尽量少选择腹股沟淋巴结；怀疑恶性肿瘤转移时，应按淋巴结引流方向选择相应的淋巴结，如胸腔恶性肿瘤多选择右锁骨上淋巴结，腹腔恶性肿瘤多选择左锁骨上淋巴结，盆腔及外阴恶性肿瘤多选择腹股沟淋巴结。

练习题

1. 单项选择题

(1)关于右淋巴导管的描述,正确的是( )。

A. 由右腰干和右颈干汇成 B. 穿主动脉裂孔进入胸腔

C. 收集右半身的淋巴 D. 收集左半身的淋巴

E. 注入右静脉角

(2)关于胸导管的描述,错误的是( )。

A. 注入左静脉角 B. 始于乳糜池

C. 收纳全身3/4的淋巴 D. 成人全长约40 cm

E. 注入右静脉角

2. 多项选择题

(1)乳糜池的收集范围有( )。

A. 左腰干 B. 左颈干

C. 左支气管纵隔干 D. 肠干

E. 右腰干

(2)关于脾的描述,正确的是( )。

A. 位于左季肋区 B. 位于第9~11肋深面

C. 上缘有2~3个切迹 D. 下缘有2~3个切迹

E. 脏面凹陷为脾门

3. 名词解释

(1)胸导管(thoracic duct)。

(2)右淋巴导管。

(3)局部淋巴结(regional lymph node)。

4. 问答题

(1) 简述右淋巴导管的位置、合成、注入部位和收纳范围。

(2) 简述胸导管的起始、合成、注入部位和收纳范围。

5. 思考题

何谓 Virchow 淋巴结？该淋巴结肿大有何临床意义？

(邓雪飞)

医学小课堂　　本章思维导图

第十一章 感觉器官

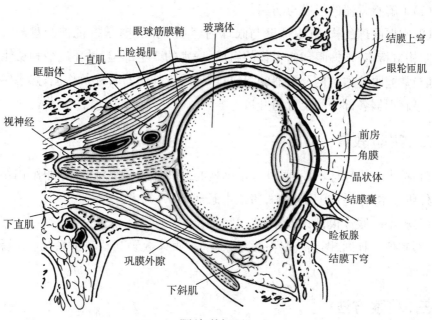

眶（矢状切面）

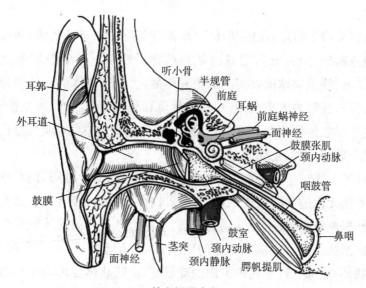

前庭蜗器全貌

实验一 视器

一、实验目的与要求

(1)了解感觉器的组成与功能。

(2)掌握眼球的构造(眼球壁与眼球内容物)与功能;掌握视神经盘与黄斑的位置及构造特点;掌握眼球内容物的组成、房水的产生部位、循环途径和功能。

(3)掌握眼睑的结构及泪器的组成;掌握眼球外肌的名称及作用;熟悉结膜的分部;了解泪器各部分的位置与开口。

二、实验教具

(1)标本 眼球标本(示眼球各层结构与晶状体);眼眶标本(示眼眶内结构);眼球外肌标本;眼睑与泪器标本;猪或牛眼球等。

(2)模型 眼球模型;眼球外肌模型等。

(3)其他 挂图、图谱、课件、教学录像、多媒体数码互动教学系统、AI智慧系统等。

三、观察方法

1. 眼球

结合解剖猪或牛眼球,在眼球标本(示眼球各层结构与晶状体)和眼球模型上观察。先观察眼球外形,分辨眼球外肌和视神经残端。再沿眼球赤道进行冠状切:①后半部分,注意眼球壁各层的颜色和厚度,去除玻璃体后寻认视神经盘和黄斑;②前半部分,轻轻去除玻璃体,观察睫状体和晶状体的后面,反复推动晶状体,以便查看连于晶状体与睫状体之间的睫状小带,摘除晶状体,观察瞳孔。最后将前半部分做矢状切,观察角膜、虹膜和眼房等。

(1)眼球壁 眼球壁由外向内分为3层。①外膜,即纤维膜,由纤维结缔组织组成,前1/6为无色透明的角膜,后5/6为乳白色的巩膜,两者移行处有巩膜静脉窦。②中膜,即血管膜,位于纤维膜的内面,呈棕黑色。最前部为冠状位圆形的虹膜,中央有圆形的瞳孔。中部为肥厚的睫状体,内有睫状肌,可产生房水;其后部平坦,为睫状环,前部有许多向内突出的睫状突,由睫状体发出睫状小带与晶状体相连。血管膜的后2/3为脉络膜。注意观察瞳孔括约肌和瞳孔开大肌的肌纤维走行方向,理解其功能。③内膜,即视网膜,位于血管膜的内面,由前向后为虹部、睫状体部和脉络膜部3部。在眼球后极偏内侧,视神经起始处的白色圆盘状隆起为视神经盘,有视网膜中央动、静脉穿行。在视神经盘颞侧偏下方约3.5 mm处的黄色区域为黄斑,其中央凹陷为中央凹。在瓶装标本及解剖猪或牛眼球上观察,易剥离的白色膜状物为视网膜的神经层(色素层紧贴脉络膜,不易观察)。

(2)眼球内容物　眼球内容物包括房水、晶状体和玻璃体。①眼房是位于角膜与晶状体之间的间隙,虹膜将其分为眼前房和后房,借瞳孔相交通。在前房的周边,虹膜与角膜交界处的环形区域为虹膜角膜角,又称前房角。眼房内充满房水(解剖猪或牛眼球角膜后流出的液体),注意理解房水的循环途径。②晶状体位于虹膜与玻璃体之间,以睫状小带与睫状体相连,呈双凸透镜状,无色透明(在固定标本上呈白色)。③玻璃体位于晶状体与视网膜之间,是无色透明的胶冻状物质,表面覆有玻璃体囊。

2. 眼副器

结合活体,在眼眶标本(示眼眶内结构)、眼球外肌标本和模型及眼睑与泪器标本上观察。

(1)眼睑　眼睑分为上睑和下睑,两者之间为睑裂。上、下睑在两端连合处分别为内眦和外眦。睑的游离缘为睑缘,有睫毛生长。观察眼睑的5层结构:皮肤、皮下组织、肌层、睑板和睑结膜。

(2)结膜　球结膜覆盖于眼球表面,睑结膜覆盖在上、下睑内面,两部移行处为结膜穹窿。

(3)泪器　泪器由泪腺和泪道组成。泪腺位于眶上壁前外侧的泪腺窝内。观察位于内眦处的泪点、上泪小管和下泪小管,位于泪囊窝内的泪囊及鼻泪管(注意:鼻泪管的开口部位在下鼻道)。

泪器

(4)眼球外肌　眼球外肌包括1条上睑提肌和6条运动眼球的肌。上睑提肌位于眼眶上壁下缘,止于上睑,可提上睑。内直肌、外直肌、上直肌和下直肌分别位于视神经的内侧、外侧、上方及下方,上斜肌位于上睑提肌和外直肌之间,下斜肌位于下直肌下方并斜向后外。内直肌使瞳孔转向内侧,外直肌使瞳孔转向外侧,上直肌使瞳孔转向上内,下直肌使瞳孔转向下内,上斜肌使瞳孔转向下外,下斜肌使瞳孔转向上外。通过观察各眼球外肌的位置,理解其功能。

3. 眼的血管和神经

在模型、挂图及课件上观察。

眼动脉由颈内动脉发出,经视神经管入眼眶,分支支配眼球和眶内结构。在眼底挂图上观察视网膜中央动脉的分支及其与视神经盘的关系。

在挂图上观察眼上静脉和眼下静脉,理解其与面静脉的交通情况。

眼眶内神经众多,详见周围神经系统。

眼底检查法

　　眼底检查是检查玻璃体、视网膜、脉络膜和视神经疾病的重要方法。许多全身性疾病会发生眼底病变，后者甚至成为病人就诊的主要原因，故眼有"机体的橱窗"之称。

　　检查眼底须用检眼镜，目前多用直接检眼镜，该检眼镜实用、使用方便，且眼底所见为放大倍率较高的正像。检查宜在暗室中进行，一般要求在不扩瞳情况下检查，病人不戴眼镜。正式检查眼底前，先用透照法检查眼的屈光间质是否混浊。检查眼底时，先查视神经盘，观察其形状、大小、色泽以及边缘是否清晰，正常时为卵圆形或圆形，边缘清楚，色淡红，颞侧较鼻侧稍淡，中央凹陷；再按视网膜中央动、静脉分支，分别检查各象限，注意血管的粗细、行径、管壁反光情况、分支角度和动、静脉交叉处有无压迫或拱桥现象，正常动脉色鲜红，静脉色暗红，动、静脉管径比为 2∶3；最后检查黄斑部，注意中央凹反射是否存在，有无水肿、出血、渗出和色素紊乱等。观察视网膜，注意有无水肿、出血、渗出、脱离和新生血管等。

实验二　前庭蜗器

一、实验目的与要求

（1）掌握外耳道和鼓膜的位置、分部和形态；了解外耳的组成和耳郭的构造。

（2）掌握中耳鼓室 6 个壁的名称、毗邻及交通；熟悉听小骨的名称；熟悉咽鼓管的位置和开口；了解鼓室内结构及乳突窦和乳突小房的位置。

（3）掌握内耳的组成；掌握位置觉和听觉感受器的名称和位置。

二、实验教具

（1）标本　颞骨锯开标本（示中耳各部结构）；前庭蜗器标本；听小骨标本；颞骨解剖标本（示外耳道、鼓室和骨迷路）等。

（2）模型　前庭蜗器模型；颞骨锯开模型（放大）；内耳模型；耳蜗模型等。

（3）其他　挂图、图谱、课件、教学录像、多媒体数码互动教学系统、AI 智慧系统等。

三、观察方法

1. 外耳

结合活体,在颞骨解剖标本(示外耳道、鼓室和骨迷路)、前庭蜗器标本和模型上观察。

(1)耳郭 观察耳郭的形态,辨认耳轮、耳甲、耳甲艇、对耳屏等结构,注意耳郭(皮下组织很少,但血管、神经丰富)及耳垂的特点。

(2)外耳道 外耳道连于外耳门与鼓膜之间。外侧 1/3 为软骨部,与耳郭软骨相连;内侧 2/3 为骨性部,由颞骨组成。外耳道是一条弯曲的管道,从外向内,其方向是向前上,继而稍向后,最后弯向前下。外耳道软骨部可移动,做外耳道检查时,向后上方牵拉耳郭,可拉直外耳道,观察位于外耳道底的鼓膜。

(3)鼓膜 鼓膜位于外耳道底,是一层椭圆形半透明薄膜。鼓膜上 1/4 薄而松弛,为松弛部;下 3/4 坚实而紧张,为紧张部。锤骨柄紧贴鼓膜内面。

2. 中耳

在颞骨解剖标本(示外耳道、鼓室和骨迷路)、前庭蜗器标本和模型、颞骨锯开标本和模型、听小骨标本上观察。

(1)鼓室 鼓室为颞骨岩部内含气的不规则腔隙,有 6 个壁。上壁又称盖壁,与颅中窝相邻;下壁亦称颈静脉壁,分隔鼓室与颈静脉窝内的颈内静脉;前壁也称颈动脉壁,即颈动脉管后壁,此壁下部有咽鼓管鼓室口;后壁为乳突壁,有乳突窦的入口,鼓室借此与乳突内的乳突小房相连通;外侧壁大部分由鼓膜构成,又称鼓膜壁;内侧壁由内耳迷路构成,又称迷路壁,其中部隆凸为岬,岬的后上方有前庭窗,后下方有蜗窗,在前庭窗的后上方有面神经管凸,管内有面神经通过。注意观察各壁的结构特点、毗邻及交通。观察 3 块听小骨(锤骨、砧骨和镫骨)的形态,可见锤骨柄连于鼓膜内侧壁,镫骨底封闭前庭窗。

(2)咽鼓管 咽鼓管连通中耳和鼻咽部,内 2/3 为软骨部,外 1/3 为骨部,以咽鼓管鼓室口开口于鼓室前壁。幼儿咽鼓管较成人短而平,口径较大。注意理解"婴幼儿咽部感染较成人易沿咽鼓管入侵鼓室,引起中耳炎"。

(3)乳突窦和乳突小房 乳突窦位于鼓室上隐窝的后方,向前开口于鼓室,向后与乳突小房相连通;乳突小房为颞骨乳突内的许多含气小腔,在锯开的颞骨标本上可见乳突小房是互相交通的。

3. 内耳

在颞骨解剖标本(示外耳道、鼓室和骨迷路)、内耳模型和耳蜗模型上观察。

(1)骨迷路 骨迷路由前内向后外依次为耳蜗、前庭和骨半规管。①耳蜗的外形似蜗牛壳状,由蜗螺旋管环绕蜗轴两圈半而成。蜗顶朝向前外方,蜗底朝向后内方,对向内耳道。蜗轴伸出骨螺旋板,分蜗螺旋管为上、下两半,上半为前庭阶,下半为鼓阶。②前庭是骨迷路中部膨大的空腔,前通耳蜗,后通3个骨半规管。③骨半规管有3个,呈半环形,其中外骨半规管呈水平位,凸向外方;前骨半规管突向上方;后骨半规管凸向后外。每个骨半规管都有2个骨脚连于前庭,其中前、后骨半规管的单骨脚合成总骨脚。注意可通过总骨脚去辨认3个骨半规管。

(2)膜迷路　膜迷路位于骨迷路内,由前向后为蜗管、椭圆囊、球囊及3个膜半规管。①蜗管的下壁基底膜上有螺旋器(听觉感受器);②椭圆囊和球囊位于前庭内,囊的内壁上分别有椭圆囊斑和球囊斑(位置觉感受器);③膜半规管有3个,位于骨半规管内,其膨大处(膜壶腹)壁内有壶腹嵴(位置觉感受器)。

听力检测

体格检查时,常用粗略的方法了解被检查者的听力,即在静室内,嘱被检查者闭目坐于椅子上,用手指堵塞一侧外耳道;检查者持机械手表或以拇指与示指相互摩擦,自1米以外逐渐移近被检查者耳部,直到被检查者听到声音为止,测量距离;按同样方法检测另一侧耳。比较两耳的测试结果并与检查者(正常人)的听力进行比较。正常人一般在1米处可听见机械表声或捻指声。精确方法是使用规定频率的音叉或电测听设备进行一系列较精确的测试,对明确诊断更有价值。

听力减退见于外耳道内有耵聍或异物、听神经损害、局部或全身血管硬化、中耳炎、耳硬化等。采用粗略方法发现被检查者有听力减退时,应进行精确的听力测试和其他相应的专科检查。

练习题

1. 单项选择题

(1) 关于眼球壁的描述,正确的是(　　)。

A. 由角膜、脉络膜和视网膜构成

B. 由外膜、脉络膜和内膜构成

C. 由纤维膜、血管膜和视网膜构成

D. 由巩膜、脉络膜和内膜构成

E. 由角膜、虹膜和视网膜构成

(2) 关于黄斑的描述,正确的是(　　)。

A. 位于视神经盘鼻侧 3.5 mm 处

B. 中央有视网膜中央动脉穿出

C. 为感光最敏锐的部位

D. 视网膜节细胞的轴突由此穿出眼球壁

E. 中央凹陷没有感光细胞,称生理性盲点

(3) 下列结构中,有屈光作用的是(　　)。

A. 虹膜　　　　　　　　　　B. 睫状体

C. 角膜　　　　　　　　　　D. 巩膜

E. 脉络膜

(4) 关于房水的描述,正确的是(　　)。

A. 由眼房产生　　　　　　　B. 由虹膜角膜角产生

C. 由巩膜静脉窦产生　　　　D. 由睫状体产生

E. 由虹膜产生

(5) 关于泪器的描述,正确的是(　　)。

A. 泪腺位于泪囊窝内

B. 上、下泪小管分别起自泪囊

C. 眼轮匝肌收缩闭眼时可挤压泪囊

D. 鼻泪管开口于中鼻道

E. 泪小管起自泪点

(6) 若瞳孔不能转向外下方,是因为(　　)。

A. 下直肌瘫痪　　　　　　　B. 上直肌瘫痪

C. 上斜肌瘫痪　　　　　　　D. 下斜肌瘫痪

E. 外直肌瘫痪

(7) 听觉感受器位于（　　）。

A. 壶腹嵴　　　　　　　　　B. 基底膜

C. 前庭膜　　　　　　　　　D. 椭圆囊斑

E. 球囊斑

(8) 属于位置觉感受器的是（　　）。

A. 基底膜　　　　　　　　　B. 前庭膜

C. 球囊斑　　　　　　　　　D. 螺旋器

E. 蜗管

(9) 上呼吸道感染引起中耳炎的途径是（　　）。

A. 面神经管　　　　　　　　B. 鼓膜张肌半管

C. 咽鼓管　　　　　　　　　D. 颈动脉管

E. 镫骨肌小管

(10) 中耳炎手术易损伤的是（　　）。

A. 面动脉　　　　　　　　　B. 面神经

C. 面静脉　　　　　　　　　D. 颞浅神经

E. 前庭蜗神经

2. 多项选择题

(1) 眼球内容物包括（　　）。

A. 玻璃体　　　　　　　　　B. 虹膜

C. 房水　　　　　　　　　　D. 角膜

E. 晶状体

(2) 与房水的形成或循环有关的结构有（　　）。

A. 虹膜角膜角　　　　　　　B. 瞳孔

C. 睫状肌　　　　　　　　　D. 巩膜静脉窦

E. 晶状体

(3) 两眼同向右侧斜视,参与运动的眼球外肌主要有（　　）。

A. 右眼内直肌　　　　　　　B. 右眼外直肌

C. 左眼外直肌　　　　　　　D. 左眼内直肌

E. 上述所有眼肌

(4) 属于骨迷路的结构有（　　）。

A. 前庭　　　　　　　　　　B. 鼓室

C. 耳蜗　　　　　　　　　　D. 蜗管

E. 乳突小房

(5)属于位置觉感受器的结构有（　　）。
A. 椭圆囊斑　　　　　　　　　　B. 螺旋器
C. 球囊斑　　　　　　　　　　　D. 壶腹嵴
E. 内淋巴囊

3. 名词解释

(1)视神经盘(optic disc)。

(2)黄斑(macula lutea)。

(3)眼房(chamber of eyeball)。

(4)螺旋器。

(5)壶腹嵴。

4. 问答题

(1)简述眼球的构造。

(2)简述眼球的屈光装置。

(3)简述房水的产生及循环途径。

(4) 简述泪液的产生及排泄途径。

(5) 简述眼球外肌的名称及功能。

(6) 简述内耳的位置、分部及感受器所在的位置。

5. 思考题

(1) 因眼疾需滴氯霉素眼药水，为何在滴药后不久，口内可感到苦味？

(2) 为何外耳或中耳疾患引起不完全性耳聋，而内耳疾患引起完全性耳聋？

（邓雪飞　张子轩）

医学小课堂　　本章思维导图

第十二章　周围神经系统

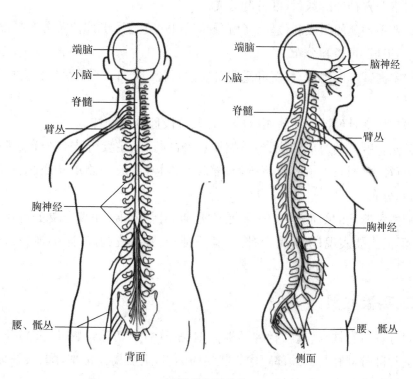

神经系统的区分

实验一　脊神经

一、实验目的与要求

(1)掌握脊神经的数目、区分和分支。

(2)熟悉颈丛的组成和位置;了解颈丛浅(皮)支的浅出部位及分布概况;掌握膈神经的组成、行径和分布。

(3)掌握臂丛的组成、位置和重要分支的行径与分布;了解臂丛分支损伤后的主要表现。

(4)掌握胸神经前支在胸腹壁的行径及节段性分布的特点。

(5)熟悉腰丛的组成和位置;掌握股神经的行径、主要分支与分布;熟悉闭孔神经的行径和分布;了解髂腹下神经、髂腹股沟神经、股外侧皮神经、生殖股神经的行径和分布。

(6)熟悉骶丛的组成和位置;掌握坐骨神经干的行径、主要分支的行径和分布及损伤后的主要表现;了解臀上神经、臀下神经、股后皮神经、阴部神经的行径和分布。

二、实验教具

(1)标本　脊柱与脊髓、脊神经根标本(椎管后壁切除);胸、腹壁打开的全身标本(去除部分器官);头颈部正中矢状切面标本;上肢离体标本;胸、腹壁标本;下肢离体标本;盆腔正中矢状切面标本等。

(2)模型　脊髓-颈椎横切面模型;头颈部正中矢状切面模型;盆腔正中矢状切面模型等。

(3)其他　挂图、图谱、课件、教学录像、多媒体数码互动教学系统、AI智慧系统等。

三、观察方法

1. 脊神经概述

在脊柱与脊髓、脊神经根标本(椎管后壁切除)和脊髓-颈椎横切面模型上观察。

脊神经与脊髓相连,共31对。每对脊神经连于一个脊髓节段,由前根和后根组成。前根(运动性)较细,连于脊髓前外侧沟;后根(感觉性)粗大,连于脊髓后外侧沟。脊神经后根在椎间孔附近有椭圆形的膨大,为脊神经节。脊神经前、后根在椎间孔处合并出椎间孔形成脊神经。

2. 颈丛

在胸、腹壁打开的全身标本(去除部分器官)、头颈部正中矢状切面标本和模型上观察。

颈丛位于胸锁乳突肌上部深面,由第1~4颈神经前支相互交织构成。颈丛的皮支在胸锁乳突肌后缘中点附近浅出,主要分支有枕小神经、耳大神经、颈横神经与锁骨上神经。颈丛的深支为膈神经,沿前斜角肌表面下行,经胸廓上口进入胸腔,行于肺根前方,在纵隔胸膜与心包之间下行到达膈肌。注意膈神经走行与前斜角肌和肺根的关系。

3. 臂丛

在胸、腹壁打开的全身标本(去除部分器官)和上肢离体标本上观察。

臂丛由第5~8颈神经前支和第1胸神经前支的大部分纤维交织汇集而成,经斜角肌间隙至腋窝。臂丛分支很多,分布范围广泛。

(1)胸长神经　胸长神经起自相应神经根,在胸侧壁前锯肌表面伴胸外侧动脉下行,分布于前锯肌。神经损伤后出现"翼状肩"。

(2)胸背神经　胸背神经发自臂丛后束,沿肩胛骨外侧缘伴肩胛下血管下行,分布于背阔肌。

(3)腋神经　腋神经起自臂丛后束,穿四边孔,绕肱骨外科颈至三角肌深面,分布于三角肌和小圆肌。神经损伤后出现"方形肩"。

(4)肌皮神经　肌皮神经起自臂丛外侧束,向外侧斜穿喙肱肌,在肱二头肌与肱肌之间下行,其终支在肘关节附近,穿出深筋膜延续为前臂外侧皮神经,分布于前臂外侧。

(5)正中神经　由臂丛内、外侧束分别发出的内、外侧根夹持着腋动脉,向下汇合成正中神经。在臂部沿肱二头肌内侧下行,经肘窝向下穿旋前圆肌,在前臂正中下行于指浅、深屈肌之间,经腕管在掌腱膜深面到达手掌。注意理解正中神经易于损伤的部位在腕管处,损伤后出现"猿掌"。

(6)尺神经　尺神经自臂丛内侧束发出后,在肱二头肌内侧伴行于肱动脉内侧,经尺神经沟下行于前臂前内侧份,最终在掌腱膜深面、腕管浅面进入手掌。注意理解尺神经易于损伤的部位在尺神经沟处,损伤后出现"爪形手"。

(7)桡神经　桡神经起自臂丛后束,行于腋动脉后方,与肱深动脉伴行,经肱三头肌长头与内侧头之间,沿桡神经沟行向下外侧,至肱骨外上髁前方分为浅支和深支。浅支沿桡动脉外侧下行,后转至前臂后面,最后下行至手背;深支经桡骨颈外侧穿旋后肌至前臂后面,在前臂肌后群浅、深层之间下行至腕背部。注意理解肱骨体中段骨折易于损伤桡神经,损伤后出现"垂腕征"。

4. 胸神经前支

在胸、腹壁打开的全身标本(去除部分器官)和胸、腹壁标本上观察。

胸神经前支共12对,第1~11对为肋间神经,第12对为肋下神经。上6对胸神经前支主干行于相应的肋间隙,行至肋角前方发出外侧皮支,在近胸骨侧缘发出前皮支,分布于胸前壁的皮肤及内侧份壁胸膜;下6对胸神经前支主干在相应的肋间隙和第12肋下方行向前下方,发出肌支支配肋间肌和腹前外侧壁肌群,外侧皮支由上至下分别从深面穿肋间肌和腹外斜肌浅出,前皮支则在白线附近浅出。

胸神经前支在胸、腹壁皮肤为节段性分布:T_2分布区相当于胸骨角平面;T_4相当于乳头平面;T_6相当于剑突平面;T_8相当于肋弓平面;T_{10}相当于脐平面;T_{12}相当于脐与耻骨联合连线中点平面。理解前皮支在胸、腹壁皮肤的节段性分布特点及定位。结合活体,被检查者取仰卧位,下肢稍屈曲,使腹壁松弛,然后用钝头竹签由外向内分别沿肋缘下(胸髓7~8节)、脐平(胸髓9~10节)和腹股沟上(胸髓11~12节)轻划两侧腹壁皮肤,此即上、中、下腹壁反射检查,正常反应是上、中、下部局部腹肌收缩。

5. 腰丛

在胸、腹壁打开的全身标本(去除部分器官)和下肢离体标本上观察。

腰丛由第12胸神经前支的一部分、第1~3腰神经前支及第4腰神经前支的一部分组成,位于腰大肌深面、腰椎横突的前方。腰丛的分支主要有:①股神经,在腰大肌与髂肌之间下行,经腹股沟韧带中点深面进入大腿部的股三角区。股神经在股三角内发出数条分支,肌支

腰丛

主要分布于大腿肌前群,皮支中最长的称隐神经,伴股动脉穿收肌管下行,至膝关节内侧浅出至皮下,伴随大隐静脉沿小腿内侧面下降达足内侧缘。②闭孔神经,在腰大肌内侧缘穿出,紧贴盆壁内面下行,与闭孔动脉共同穿闭膜管出盆腔,分前、后2支,分别经短收肌前、后面分布于大腿肌内侧群。③其他,如髂腹下神经、髂腹股沟神经和股外侧皮神经等。

6. 骶丛

在胸、腹壁打开的全身标本(去除部分器官)、下肢离体标本、盆腔正中矢状切面标本和模型上观察。

骶丛由来自腰丛的腰骶干(由第4腰神经前支一部分和第5腰神经前支组成)和所有骶、尾神经前支组成,位于盆腔内、骶骨和梨状肌的前面。骶丛发出臀上神经、臀下神经、股后皮神经和阴部神经等,最重要的分支是坐骨神经。坐骨神

经是全身最粗大的神经,经梨状肌下孔出盆腔,下行至股后区发出肌支,支配股二头肌、半腱肌和半膜肌;坐骨神经在腘窝上角处分为胫神经和腓总神经。注意观察坐骨神经出盆腔时与梨状肌的位置关系有无变异。胫神经为坐骨神经本干的延续,下行进入腘窝,与腘血管伴行至小腿后区,伴胫后血管行至内踝后方至足底。腓总神经沿腘窝上外侧界行向下外侧,绕腓骨颈向前穿过腓骨长肌,分为腓浅神经和腓深神经。腓浅神经行于腓骨长、短肌之间,在小腿中、下 1/3 交界处浅出为皮支。腓深神经伴随胫前血管行于小腿肌前群之间,经踝关节前方到达足背。

> **胸痛**
>
> 胸痛是临床上常见的症状之一,主要由胸壁病变、心血管病变、呼吸系统病变、纵隔病变等胸部疾病所致,少数由其他疾病引起。各种理化因素和刺激因子均可刺激胸部感觉神经纤维产生痛觉冲动,并传至大脑皮质的痛觉中枢引起胸痛。胸部感觉纤维包括:肋间神经感觉纤维;支配主动脉的交感神经纤维;支配气管和支气管的迷走神经纤维;膈神经的感觉纤维等。
>
> 除患病器官的局部疼痛外,还可见远离该器官某部体表或深部组织疼痛,称放射痛或牵涉性痛。其原因是内脏病变与相应区域体表的传入神经进入脊髓同一节段并在后角发生联系,故来自内脏的感觉冲动可直接激发脊髓体表感觉神经元,引起相应体表区域的痛感,如心绞痛时除心前区、胸骨后疼痛外,也可放射至左肩、左上肢内侧甚至达环指和小指,也可放射至左侧颈部和面颊部,误认为牙痛;夹层动脉瘤引起的疼痛多位于胸背部,向下放射至下腹、腰部与两侧腹股沟和下肢。

实验二 脑神经

一、实验目的与要求

(1)掌握 12 对脑神经的名称、顺序、纤维成分(性质)、连脑部位与进出颅腔的部位。

(2)掌握 12 对脑神经的行程、主要分支及分布。

二、实验教具

(1)标本　头颈部正中矢状切面标本;去除小脑、保留脑神经根的离体脑标本;去除脑的颅底标本;眶腔标本;头面部深层标本;头面部浅层标本;颞骨标本(矢状切面);胸、腹壁打开的全身标本(去除部分器官)等。

(2)模型　头颈部正中矢状切面模型;脑干模型;三叉神经模型;耳模型;纵隔模型等。

(3)其他　挂图、图谱、课件、教学录像、多媒体数码互动教学系统、AI智慧系统等。

三、观察方法

1.脑神经概述

在去除小脑、保留脑神经根的离体脑标本,去除脑的颅底标本和脑干模型上观察。

脑神经是与脑相连的周围神经,共12对。

(1)连脑部位　嗅神经连接端脑嗅球;视神经连接间脑;动眼神经连接中脑脚间窝;滑车神经连接中脑下丘下方;三叉神经连接脑桥基底部与小脑中脚交界处;展神经、面神经、前庭蜗神经连接延髓脑桥沟;舌咽神经、迷走神经、副神经连接延髓橄榄外侧;舌下神经连接延髓前外侧沟。

(2)进出颅腔部位　嗅神经穿鼻腔顶壁的筛孔入颅前窝,终止于嗅球;视神经穿视神经管入颅腔,终止于视交叉;动眼神经、滑车神经、展神经、三叉神经分支眼神经和上颌神经均穿过海绵窦,除上颌神经穿圆孔至翼腭窝外,其余各神经均经眶上裂入眶;三叉神经的分支下颌神经穿卵圆孔出颅腔;面神经、前庭蜗神经穿内耳门进出颅腔;舌咽神经、迷走神经和副神经穿颈静脉孔出颅腔;舌下神经穿舌下神经管出颅腔。

2.嗅神经

在头颈部正中矢状切面标本及模型上观察。

嗅神经来自鼻腔嗅区黏膜,穿筛孔入颅腔,与端脑的嗅球相连,传导嗅觉。

3.视神经、动眼神经、滑车神经和展神经

在眶腔标本上观察。

在眼球后极偏内侧可见粗大的视神经穿视神经管入颅腔。动眼神经由中脑脚间窝出脑,经眶上裂至眶内,分支至上睑提肌、上直肌、下直肌、内直肌和下斜肌。滑车神经自中脑下丘下方出脑,经眶上裂入眶,行于上斜肌深面。展神经自

延髓脑桥沟两侧出脑,经眶上裂入眶,行于外直肌深面。

4. 三叉神经

在头面部深层标本和三叉神经模型上观察。

三叉神经连于脑桥,神经根粗短,在颞骨岩部尖端连于三叉神经节,由节发出眼神经、上颌神经和下颌神经。

(1)眼神经　眼神经行于海绵窦外侧壁,经眶上裂入眶,发出额神经、泪腺神经和鼻睫神经,其中额神经较粗,在上睑提肌上方前行,发出分支眶上神经,经眶上切迹(孔)至额部。

(2)上颌神经　上颌神经穿圆孔入翼腭窝,由眶下裂入眶,续为眶下神经,经眶下壁穿眶下孔达面部。

(3)下颌神经　下颌神经粗大,经卵圆孔出颅后分出数支,分布于咀嚼肌等。耳颞神经与颞浅动脉伴行向上至颞部皮肤;下牙槽神经穿下颌孔入下颌管,经颏孔穿出,为颏神经;舌神经于下颌支内侧成弓状下行至口腔底,途中接受面神经的分支鼓索。

5. 面神经和前庭蜗神经

在颞骨标本(矢状切面)、头面部浅层标本、头面部深层标本和耳模型上观察。

面神经连于脑桥,经内耳门、内耳道,穿内耳道底入面神经管,穿出茎乳孔前在其上方约 6 mm 处发出鼓索。鼓索穿鼓室至颞下窝,向前下加入舌神经,分布于下颌下腺、舌下腺和舌前 2/3 味蕾处。面神经出茎乳孔后,进入腮腺实质并在其内形成神经丛,在腮腺前缘自上而下发出颞支、颧支、颊支、下颌缘支和颈支 5 组分支,分布于表情肌。

前庭蜗神经由前庭神经和蜗神经组成,经内耳门入颅与脑桥相连。

6. 舌咽神经、副神经和舌下神经

在头颈部正中矢状切面标本和模型上观察。

舌咽神经自颈静脉孔出入颅腔。副神经与颈内静脉共同出颈静脉孔,向后下穿胸锁乳突肌深面进入斜方肌,支配上述两肌。舌下神经穿舌下神经管出颅,向下行于颈内动、静脉之间至舌骨上方,呈弓形行向前内至舌,支配舌肌。

7. 迷走神经

在胸、腹壁打开的全身标本(去除部分器官)、头颈部正中矢状切面标本和模型及纵隔模型上观察。

迷走神经在颈部行于颈动脉鞘内,向下进入胸腔行于肺根的后方,左、右迷走神经分别行于食管前、后面,形成食管丛和肺丛,然后向下分别合成迷走神经前干和迷走神经后干,经膈肌食管裂孔进入腹腔。

(1)喉上神经　喉上神经是迷走神经在颈部的较大分支,于颈内动脉内侧下行,在舌骨大角处分为内、外两支。内支穿甲状舌骨膜入喉,管理声门裂以上喉黏膜感觉;外支伴甲状腺上动脉下行,支配环甲肌。

(2)喉返神经　喉返神经是迷走神经入胸腔后的重要分支,注意左、右喉返神经的行程。左喉返神经发自左迷走神经,绕过主动脉弓下方,返回至颈部;右喉返神经发自右迷走神经,绕过右锁骨下动脉下方,返回至颈部。左、右喉返神经在颈部沿食管与气管之间的沟内上行,在咽下缩肌下缘处入喉移行为喉下神经,分布于声门裂以下的喉黏膜和除环甲肌以外的全部喉肌。

注意观察喉上神经和喉返神经与甲状腺上、下动脉之间的毗邻关系及特点。

实验三　内脏神经系统

一、实验目的与要求

(1)掌握内脏神经的概念与区分。

(2)熟悉内脏运动神经的特点(即与躯体运动神经的主要区别);掌握交感神经和副交感神经的低级中枢、神经节的名称和位置;掌握交感干的位置、组成和分部;熟悉交感神经与副交感神经的区别。

(3)了解内脏感觉神经的形态、结构与功能特点。

二、实验教具

(1)标本　脊柱-交感干标本等。

(2)模型　纵隔模型;胸、腹腔后壁模型等。

(3)其他　挂图、图谱、课件、教学录像、多媒体数码互动教学系统、AI智慧系统等。

三、观察方法

1. 交感干

在脊柱-交感干标本、纵隔模型和胸、腹腔后壁模型上观察。

交感干由位于脊柱两旁的椎旁神经节借节间支连结而成,上至颅底,下至尾骨,呈串珠状。交感干全长根据位置可分为颈、胸、腰、骶、尾5部。

2. 内脏大、小神经

在脊柱-交感干标本、纵隔模型和胸、腹腔后壁模型上观察。

内脏大神经由穿过第 5(6)～9 胸交感干神经节的节前纤维组成，向前下方走行中合并成一干，沿椎体前面倾斜下行，穿过膈脚，终止于腹腔神经节。

内脏小神经由穿过第 10～12 胸交感干神经节的节前纤维组成，下行穿过膈脚，终止于主动脉肾神经节。

自主神经功能检查

自主神经系统即内脏运动神经，包括交感和副交感两种纤维，主要调节内脏、心血管和腺体等的活动。大部分内脏接受交感纤维和副交感纤维的双重支配，在大脑皮质的调节下，协调整个机体内、外环境的平衡。

常用检查方法有：①眼心反射，被检查者仰卧、闭目，计数脉率。检查者用手指在被检查者眼球两侧加压，以不痛为限。加压 20～30 s 后计数脉率，正常可减少 10～12 次/分，超过 12 次/分提示副交感(迷走)神经功能增强，迷走神经麻痹则无反应；如压迫后脉率加速，则提示交感神经功能亢进。②卧立位试验，被检查者取平卧位，计数脉率，然后起立站直，再计数脉率。如由卧位到立位脉率增加超过 10 次/分，提示交感神经兴奋性增强；由立位到卧位脉率减慢超过 10 次/分，提示迷走神经兴奋性增强。③皮肤划痕试验，用钝头竹签在皮肤上适度加压划线，数秒后，皮肤先出现白色划痕高出皮面，以后变红，属正常反应。如白色划痕持续时间超过 5 min，提示交感神经兴奋性增强；如红色划痕迅速出现、持续时间长、明显增宽甚至隆起，提示副交感神经兴奋性增强或交感神经麻痹。④Valsalva 动作，被检查者深吸气后，在屏气状态下用力做呼气动作 10～15 s。计算此期间最长与最短心搏间期的比值，正常值大于等于 1.4，如小于 1.4，则提示压力感受器功能不灵敏或其反射弧的传入纤维或传出纤维受损。⑤其他，竖毛反射和发汗试验可用于协助诊断交感神经功能障碍的范围。

练 习 题

1. 单项选择题

(1)关于颈丛的描述,正确的是（　　）。

A. 由全部颈神经前支组成　　B. 位于胸锁乳突肌的浅面

C. 只有皮支,无肌支　　D. 膈神经是唯一的肌支

E. 位于胸锁乳突肌上部深面

(2)穿四边孔的神经有（　　）。

A. 腋神经　　B. 肌皮神经

C. 胸长神经　　D. 胸背神经

E. 桡神经

(3)胸长神经支配的肌是（　　）。

A. 胸大、小肌　　B. 前锯肌

C. 背阔肌　　D. 斜方肌

E. 大圆肌

(4)分布于乳头平面的胸神经前支为（　　）。

A. T_4 前支　　B. T_6 前支

C. T_{10} 前支　　D. T_{11} 前支

E. T_{12} 前支

(5)关于股神经的描述,正确的是（　　）。

A. 发自骶丛　　B. 在大腿上部位于股动脉内侧

C. 支配大腿内侧群肌　　D. 支配大腿前群肌和耻骨肌

E. 支配大腿后群肌

(6)受腓深神经支配的肌是（　　）。

A. 腓骨长肌　　B. 腓骨短肌

C. 腓肠肌　　D. 胫骨前肌

E. 胫骨后肌

(7)下列脑神经中,不与脑干相连的是（　　）。

A. 三叉神经　　B. 滑车神经

C. 嗅神经　　D. 副神经

E. 动眼神经

(8)动眼神经不支配（　　）。

A. 上直肌 B. 下直肌
C. 内直肌 D. 外直肌
E. 下斜肌

(9) 支配腮腺的副交感纤维来自（　　）。

A. 三叉神经 B. 舌咽神经
C. 面神经 D. 迷走神经
E. 舌下神经

(10) 关于迷走神经的描述，错误的是（　　）。

A. 是分布范围最广的脑神经 B. 为混合性神经
C. 支配喉肌的运动 D. 主干经颈静脉孔出颅
E. 副交感纤维分布至全部胸、腹腔脏器

(11) 内脏运动神经支配（　　）。

A. 面肌 B. 心肌
C. 咬肌 D. 头肌
E. 盆底肌

(12) 关于交感神经的描述，正确的是（　　）。

A. 低级中枢在脑干内 B. 低级中枢在脊髓前角内
C. 有椎旁节和椎前节 D. 其分布没有副交感神经广泛
E. 有器官旁节或器官内节

2. 多项选择题

(1) 起于臂丛后束的神经有（　　）。

A. 桡神经 B. 肌皮神经
C. 胸背神经 D. 腋神经
E. 正中神经

(2) 分布到手的神经有（　　）。

A. 桡神经 B. 肌皮神经
C. 正中神经 D. 腋神经
E. 尺神经

(3) 穿海绵窦由眶上裂入眶的神经有（　　）。

A. 视神经 B. 动眼神经
C. 滑车神经 D. 展神经
E. 眼神经

(4) 若腮腺手术时不慎损伤面神经，术后可能出现（　　）。

A. 患侧角膜反射消失 B. 患侧听觉过敏

C. 患侧泪腺、唾液腺分泌障碍　　　D. 患侧闭眼不全

E. 口角偏向健侧

(5)关于内脏运动神经的描述,正确的是( )。

A. 支配心肌、平滑肌和腺体

B. 由低级中枢发出后直达效应器

C. 分为节前纤维和节后纤维

D. 交感低级中枢在脊髓的胸髓和上腰髓

E. 副交感低级中枢仅在脑干内

3. 名词解释

(1)脊神经节。

(2)颈丛。

(3)腰骶干。

(4)鼓索(chorda tympani)。

(5)交感干(sympathetic trunk)。

4. 问答题

(1)简述腓总神经的分支和分布。

(2)简述12对脑神经的名称、性质、连脑部位和进出颅腔的部位。

(3) 简述大消化腺的名称及其所属的分泌神经。

5. 思考题

(1) 咀嚼肌有哪些？接受三叉神经的哪个分支支配？请结合解剖学知识描述三叉神经的分布范围，以及三叉神经痛的临床表现。

(2) "猿掌""爪形手""垂腕征""钩状足""马蹄内翻足"分别是什么神经受损后的表现？

（徐金勇　任振华　徐胜春）

医学小课堂　　本章思维导图

第十三章　中枢神经系统

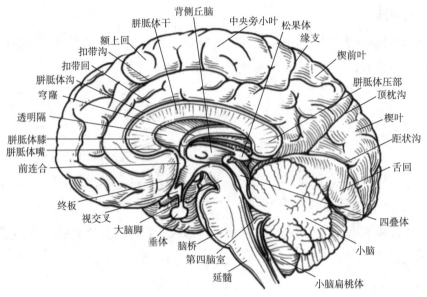

脑的正中矢状切面

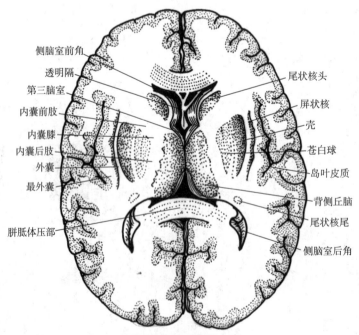

基底核、背侧丘脑和内囊

实验一　脊髓

一、实验目的与要求

(1)掌握脊髓的位置和外形;熟悉脊髓节段的概念。
(2)掌握脊髓内部结构;掌握灰质的位置、分部和性质;掌握白质的位置和分部;熟悉脊髓内部传导束的名称、位置及功能。

二、实验教具

(1)标本　打开椎管的在体脊髓标本;离体脊髓标本;脊髓横切面(颈、胸、腰、骶髓横切面组合)标本(封装)等。
(2)模型　脊髓横切面模型;脊髓传导束模型等。
(3)其他　挂图、图谱、课件、教学录像、多媒体数码互动教学系统、AI 智慧系统等。

三、观察方法

1. 位置和外形

在打开椎管的在体脊髓标本和离体脊髓标本上观察。

脊髓位于椎管内,上端在枕骨大孔处与延髓相连,下端在成人平第 1 腰椎体下缘,在幼儿平第 3 腰椎体高度。

脊髓呈前后稍扁的圆柱状,上部有颈膨大,下部有腰骶膨大。脊髓末端变细为脊髓圆锥,向下经终丝止于尾骨背面。脊髓圆锥以下有腰、骶和尾神经根丝形成的马尾。脊髓表面有前正中裂、后正中沟和前、后外侧沟,前、后外侧沟分别有脊神经前、后根根丝相连。

2. 内部结构

在脊髓横切面标本和模型及脊髓传导束模型上观察。

脊髓中央部有细小的中央管。中央管周围是呈 H 形的灰质,前部扩大为前角,后部细长,为后角,前、后角之间为中间带;灰质的外周是白质,前正中裂与前外侧沟之间为前索,后正中沟与后外侧沟之间为后索,前、后外侧沟之间为外侧索。

薄束和楔束位于后索内,纤维上行终止于延髓,传导同侧躯干、四肢的本体感觉和精细触觉;脊髓丘脑侧束和前束分别位于外侧索和前索内,传导躯干、四肢的浅感觉；皮质脊髓侧束和前束分别位于外侧索和前索内，纤维下行终止于脊髓前角运动神经元，支配骨骼肌。

> ### 神经反射
>
> 神经反射由反射弧完成，反射弧任一环节病变均可影响反射，使其减弱或消失；反射又受高级神经中枢控制，如锥体束以上病变，可使反射活动失去抑制而出现反射亢进。反射包括生理反射和病理反射，前者根据刺激的部位又可分为浅反射和深反射。
>
> 浅反射即刺激皮肤、黏膜或角膜等引起的反应，包括角膜反射、腹壁反射、提睾反射、跖反射和肛门反射等。
>
> 深反射即刺激骨膜、肌腱经深部感受器完成的反射，又称腱反射。检查时，被检查者要配合，肢体骨骼肌应放松；检查者叩击力量要均等，两侧要对比检查。反射强度常分为：0，反射消失；+，肌收缩存在，但无相应关节活动，为反射减弱；++，肌收缩并导致关节活动，为正常反射；+++，反射增强，可为正常或病理状况；++++，反射亢进并伴有阵挛，为病理状况。深反射包括肱二头肌反射、肱三头肌反射、桡骨膜反射、膝反射、跟腱反射、阵挛等。
>
> 病理反射是指锥体束损害时，大脑失去对脑干和脊髓的抑制作用而出现的异常反射，包括 Babinski 征、Oppenheim 征、Gordon 征、Hoffmann 征等。1 岁半以内的婴幼儿由于神经系统发育未完善，可以出现这种反射，不属于病理性。
>
> 脑膜刺激征为脑膜受激惹的体征，见于脑膜炎、蛛网膜下腔出血和颅内压增高等，包括颈强直、Kernig 征和 Brudzinski 征等。

实验二　脑干

一、实验目的与要求

(1) 掌握脑干的组成、位置、外形及内部结构的构成和特征。

(2) 熟悉脑干内脑神经核的位置及功能；了解脑干内非脑神经核的位置及功能；了解脑干内传导束的名称、位置及功能。

二、实验教具

（1）标本　头颅正中矢状切面标本；间脑-脑干联合标本等。

（2）模型　间脑-脑干联合模型；脑干神经核模型；脑干非脑神经核模型；脑干传导束模型。

（3）其他　挂图、图谱、课件、教学录像、多媒体数码互动教学系统、AI 智慧系统等。

三、观察方法

1. 位置和外形

在头颅正中矢状切面标本、间脑-脑干联合标本和模型上观察。

脑干由延髓、脑桥和中脑组成，位于颅后窝前部、脊髓与间脑之间，与小脑围成第四脑室。

（1）脑干腹侧面　延髓上部中线两侧有锥体，下部形成锥体交叉。锥体背外侧有橄榄，锥体与橄榄之间连有舌下神经根丝，橄榄的外侧有舌咽、迷走和副神经根丝相连。在延髓和脑桥之间的延髓脑桥沟内有展神经、面神经和前庭蜗神经根丝附着。脑桥中部膨隆形成脑桥基底部，其中线上有纵行的基底沟，基底部向两侧移行为小脑中脚，两者移行处有三叉神经根丝附着。中脑腹侧面有柱状的大脑脚，两侧大脑脚之间凹陷形成脚间窝，有动眼神经根丝附着。

（2）脑干背侧面　延髓背侧面下部由内向外分别形成薄束结节、楔束结节和小脑下脚，上部与脑桥背侧面共同形成菱形窝。中脑背侧上、下圆形隆起为上丘和下丘，下丘下方有滑车神经根丝附着。

（3）第四脑室　第四脑室位于延髓、脑桥的背面和小脑之间，上通中脑水管，下与延髓和脊髓的中央管相连。第四脑室底为菱形窝，顶的前半为小脑上脚和上髓帆，顶的后半为后髓帆和第四脑室脉络组织。注意观察脉络组织上的正中孔和外侧孔，理解第四脑室的交通。

2. 内部结构

在脑干神经核模型、脑干非脑神经核模型和脑干传导束模型上观察。

（1）脑神经核　在掌握脑神经性质和纤维组成的基础上，循着脑神经寻找相应的脑神经核。注意区分一般躯体运动核、一般内脏运动核和特殊内脏运动核。①中脑，与动眼神经相关的有动眼神经核和动眼神经副核，与滑车神经有关的是滑车神经核；②脑桥，与三叉神经相关的核团包括三叉神经中脑核、脑桥核、脊束核和运动核，与展神经相连的是展神经核，与面神经相关的核团有面神经核、上泌涎核和孤束核，与前庭蜗神经相连的有前庭神经核和蜗神经核；③延髓，与舌咽神经有关的核团包括疑核、下泌涎核、孤束核和三叉神经脊束核,与迷走神经相关的脑神经核有疑核、孤束核、迷走神经背核和三叉神经脊束核,与副神经相连的有疑核和副神经核,与舌下神经相关的为舌下神经核。

(2)非脑神经核　①中脑,上丘深面有上丘灰质层,下丘深面有下丘核;②脑桥,脑桥基底部深面有脑桥核;③延髓,薄、楔束结节深面分别有薄束核和楔束核,橄榄深面有下橄榄核。

(3)上、下行纤维束　上行纤维束主要有内侧丘系、脊髓丘系和三叉丘系等,下行纤维束主要有皮质脊髓束和皮质核束。①内侧丘系:延髓背侧面下部的薄束核和楔束核发出的纤维交叉至对侧(内侧丘系交叉),沿中线两侧上行形成内侧丘系,止于背侧丘脑腹后外侧核,传导对侧躯干、四肢的深感觉和精细触觉。②脊髓丘系:脊髓外侧索内的脊髓丘脑侧束和前索内的脊髓丘脑前束,上行至脑干后延续为脊髓丘系,行于内侧丘系的背外侧,止于背侧丘脑腹后外侧核,传导对侧躯干、四肢的痛觉、温觉和粗略触觉。③三叉丘系:三叉神经脑桥核和脊束核发出纤维交叉至对侧并上行形成三叉丘系,行于内侧丘系的背外侧,止于背侧丘脑腹后内侧核,传导对侧头面部的痛觉、温觉和触压觉。④皮质脊髓束:由位于大脑皮质中央前回的中、上部和中央旁小叶前部锥体细胞发出纤维形成,经中脑的大脑脚底和脑桥基底部,在延髓处大部分纤维交叉至对侧,下行形成皮质脊髓侧束,支配同侧四肢肌和躯干肌;小部分纤维不交叉,下行为皮质脊髓前束,支配双侧躯干肌。⑤皮质核束:由位于大脑皮质中央前回下部的锥体细胞发出纤维形成,至脑干的运动性脑神经核,其中,除舌下神经核和面神经核下部仅接受对侧纤维外,其余均接受双侧皮质核束的纤维;脑神经核再通过脑神经的运动纤维控制骨骼肌的运动。

实验三　小脑

一、实验目的与要求

熟悉小脑的位置、外形和分叶;了解小脑核团的位置及功能。

二、实验教具

(1)标本　整脑标本;头颅正中矢状切面标本;游离小脑标本;小脑水平切面标本等。

(2) 模型　小脑模型；脑正中矢状切面模型等。

(3) 其他　挂图、图谱、课件、教学录像、多媒体数码互动教学系统、AI 智慧系统等。

三、观察方法

1. 位置和外形

在头颅正中矢状切面标本、整脑标本、游离小脑标本和模型上观察。

小脑位于颅后窝后部，前方为脑干，上方以小脑幕与大脑半球枕叶相隔。

小脑表面有许多平行排列的沟回，由两侧膨隆的小脑半球和中间缩窄的小脑蚓组成。

小脑的上面以原裂划分前叶与后叶；小脑的下面，以后外侧裂区分后叶和绒球小结叶。在小脑半球下面的前内侧部，有向下突出的小脑扁桃体，注意观察其在颅内与枕骨大孔的位置关系，理解小脑扁桃体疝（枕骨大孔疝）的形成原因。

2. 内部结构

在小脑水平切面标本上观察。

小脑浅层颜色较深，为小脑皮质；深部颜色淡的为小脑髓质，髓质中有 4 对颜色较深的小脑核团，由内侧向外侧依次为顶核、球状核、栓状核和齿状核。以口袋状的齿状核更明显。

共济运动

机体任一动作的完成均依赖于某组肌群协调一致的运动，称共济运动。这种协调主要靠小脑的功能来协调骨骼肌运动、维持平衡和协助控制姿势；也需要运动系统的正常肌力，前庭神经系统的平衡功能，眼、头、身体动作的协调，以及感觉系统对位置的感觉共同参与作用。任何这些部位的损伤均可导致共济失调。共济运动的检查方法包括指鼻试验、跟-膝-胫试验、快速轮替动作和闭目难立征试验等。

实验四　间脑

一、实验目的与要求

(1)掌握间脑的组成及分部。
(2)掌握背侧丘脑特异性传导中继核团;熟悉后丘脑的组成及功能;了解上丘脑、底丘脑的位置及组成;掌握下丘脑的两个神经内分泌核团及神经内分泌激素。

二、实验教具

(1)标本　间脑-脑干联合标本;脑正中矢状切面、冠状切面标本等。
(2)模型　间脑-脑干联合模型等。
(3)其他　挂图、图谱、课件、教学录像、多媒体数码互动教学系统、AI智慧系统等。

三、观察方法

在脑正中矢状切面、冠状切面标本,间脑-脑干联合标本和模型上观察。

间脑位于中脑与端脑之间,中间有矢状位的第三脑室。

间脑可分为5部:①背侧丘脑,位于中脑外上方的一对大的卵圆形灰质团块,两侧之间为矢状位的第三脑室,背侧丘脑内有Y形内髓板;②下丘脑,位于大脑脚前上方,从前向后辨认视交叉、漏斗(与垂体相连)、灰结节和乳头体;③后丘脑,位于背侧丘脑的后下外侧,包括内、外侧膝状体;④上丘脑,位于第三脑室顶后部的周围,包括缰三角、缰联合和松果体,注意辨认松果体;⑤底丘脑,为间脑和中脑被盖的过渡区。

实验五　端脑

一、实验目的与要求

(1)掌握大脑半球的外形和分叶;熟悉各脑叶的沟和回。
(2)掌握大脑半球皮质功能定位区中8个重要中枢的位置和功能;熟悉大脑

半球皮质第Ⅰ躯体运动区和第Ⅰ躯体感觉区的投射特点。

(3)掌握基底核的名称和位置;掌握内囊的位置、分部和损伤后临床表现;掌握侧脑室的位置、形态、分布和交通;了解大脑内髓质的分类。

二、实验教具

(1)标本　头颅正中矢状切面标本;整脑标本;脑正中矢状切面、冠状切面标本;端脑水平切面(示基底核和内囊)、冠状切面标本;脑室铸型标本等。

(2)模型　脑正中矢状切面模型;脑室铸型模型等。

(3)其他　挂图、图谱、课件、教学录像、多媒体数码互动教学系统、AI智慧系统等。

三、观察方法

1. 外形与分叶

在整脑标本、脑正中矢状切面标本和模型上观察。

端脑由大脑纵裂分为左、右两半,每侧大脑半球都有上外侧面、内侧面和下面。

叶间沟包括中央沟(位于上外侧面半球上缘中点,向前下方斜行)、外侧沟(位于上外侧面,从前下斜向后上)和顶枕沟(位于内侧面后部,从前下向后上行)。每侧大脑半球通过叶间沟可分为5叶,即额叶(中央沟之前,外侧沟之上)、顶叶(中央沟之后,外侧沟之上,顶枕沟之前)、颞叶(外侧沟之下,顶枕沟之前)、枕叶(顶枕沟之后)和岛叶(外侧沟深面)。

上外侧面:额叶上可见与中央沟平行的中央前沟,两者之间为中央前回;中央前沟前方可见额上、下沟,将额叶前部分为额上、中、下回。顶叶上可见与中央沟平行的中央后沟,两者之间为中央后回;顶内沟从中央后沟向后水平走行,将顶叶分为顶上、下小叶,顶下小叶的前部为缘上回,后部为角回。颞叶通过与外侧沟平行的颞上、下沟分为颞上、中、下回,在外侧沟内有2~3个短小的颞横回。外侧沟深面为岛叶。

内侧面:中部可见前、后走行的胼胝体(白质纤维板),胼胝体中部上方有中央旁小叶,是由中央前、后回转折至大脑半球内侧面形成的。胼胝体下方为透明隔和圆柱状的穹窿及穹窿连合。胼胝体后方有顶枕沟和距状沟,两沟之间为楔叶,距状沟下方为舌回。

下面:在额叶下面可见膨大的嗅球,其向后延伸为嗅束和嗅三角。颞叶下面的两条纵行的枕颞沟和侧副沟,将颞叶分为枕颞外侧回、枕颞内侧回和海马旁回(前端弯曲形成钩)。海马旁回的内侧为海马沟,沟的上方有呈锯齿状的窄条皮质,为齿状回。

2. 内部结构

在端脑水平切面、冠状切面标本,脑室铸型标本和模型上观察。

在大脑半球的水平切面上,可见大脑半球由浅至深的结构分别为皮质(颜色深)、白质(颜色淡)、脑室和基底核团。正中部可见大致呈 X 形的脑室(由第三脑室及侧脑室前、后角组成),脑室前、后缘有胼胝体连接两侧大脑半球。脑室的两侧,靠近第三脑室的是卵圆形的背侧丘脑(有 Y 形内髓板);位于背侧丘脑外侧,呈三角形的是豆状核;背侧丘脑的前、后方分别是尾状核的头(前部,大)和尾(后部,小)。在上述核团间可见呈"＞＜"形的白质板,为内囊,可分为 3 部分:内囊前肢(位于豆状核和尾状核之间)、内囊膝和内囊后肢(位于豆状核和背侧丘脑之间)。注意观察基底核的位置及组成核团。

基底核和内囊

结合理论知识,在脑室铸型标本和模型上观察侧脑室的形态(马蹄铁型)和分部(中央部、前角、后角和下角)。在端脑冠状切面标本上观察位于侧脑室中央部和下角内的侧脑室脉络丛。

中央沟在横断层上的识别要点

中央沟是大脑半球最明显的沟之一,起自大脑半球上缘中点稍后方,向前下方斜行于半大脑球上外侧面 8～10 cm,止于外侧沟的稍上方。在横断层上可根据以下 6 点准确地辨别中央沟:①中央沟大部分(87%)为一不被中断的沟;②中央沟较深,均自脑断面外缘约中份处向后内延伸,弯曲走行,在其前方和后方可见中央前沟、中央后沟与之伴行;③一般中央前回厚于中央后回,中央前回处皮质厚度为 4.5 mm 左右;④先通过位于大脑半球内侧面的扣带沟缘支辨认出中央旁小叶,再进一步辨认中央沟;⑤中央沟在大脑半球上外侧面走行 8～10 cm;⑥大脑白质的髓型有助于辨认中央沟。在 CT 图像上,正常脑沟宽度不超过 5 mm。

第十三章　中枢神经系统

练 习 题

1. 单项选择题

(1)成人脊髓下端一般平对（　　）。

　A. 第1腰椎下缘　　　　　　　　B. 第2腰椎下缘

　C. 第3腰椎下缘　　　　　　　　D. 第4腰椎下缘

　E. 第5腰椎下缘

(2)新生儿脊髓下端一般平对（　　）。

　A. 第1腰椎　　　　　　　　　　B. 第2腰椎

　C. 第3腰椎　　　　　　　　　　D. 第4腰椎

　E. 第5腰椎

(3)在脑干的腹侧面，延髓与脑桥的分界标志是（　　）。

　A. 锥体　　　　　　　　　　　　B. 锥体交叉

　C. 橄榄　　　　　　　　　　　　D. 延髓脑桥沟

　E. 髓纹

(4)唯一一对自脑干背面出脑的脑神经是（　　）。

　A. 舌下神经　　　　　　　　　　B. 动眼神经

　C. 滑车神经　　　　　　　　　　D. 面神经

　E. 迷走神经

(5)附着于延髓脑桥沟处的脑神经，自外向内依次为（　　）。

　A. 舌咽神经、迷走神经、副神经　　B. 展神经、面神经、前庭蜗神经

　C. 前庭蜗神经、面神经、展神经　　D. 前庭蜗神经、展神经、面神经

　E. 展神经、前庭蜗神经、面神经

(6)下列不属于脑神经核的是（　　）。

　A. 动眼神经核　　　　　　　　　B. 孤束核

　C. 疑核　　　　　　　　　　　　D. 红核、黑质

　E. 上泌涎核

(7)下列属于内脏感觉核的是（　　）。

　A. 上泌涎核　　　　　　　　　　B. 下泌涎核

　C. 疑核　　　　　　　　　　　　D. 孤束核

　E. 蜗神经核

(8)上泌涎核发出的纤维加入（　　）。

A. 动眼神经 B. 舌咽神经
C. 面神经 D. 舌下神经
E. 展神经

(9) 下泌涎核发出的纤维加入(　　)。
A. 面神经 B. 舌咽神经
C. 迷走神经 D. 三叉神经
E. 动眼神经

(10) 止于腹后内侧核的传导束为(　　)。
A. 内侧丘系 B. 外侧丘系
C. 脊髓丘系 D. 三叉丘系
E. 脊髓小脑前、后束

(11) 下列不属于小脑核团的是(　　)。
A. 顶核 B. 中缝核
C. 球状核 D. 齿状核
E. 栓状核

(12) 松果体归属于(　　)。
A. 丘脑 B. 后丘脑
C. 下丘脑 D. 上丘脑
E. 底丘脑

(13) 具有神经内分泌功能的神经核是(　　)。
A. 腹前核 B. 腹后内侧核
C. 视上核 D. 腹后外侧核
E. 底丘脑核

(14) 位于大脑外侧沟深面的是(　　)。
A. 额叶 B. 顶叶
C. 颞叶 D. 枕叶
E. 岛叶

(15) 角回属于下列哪个脑叶的结构(　　)。
A. 额叶 B. 顶叶
C. 颞叶 D. 枕叶
E. 岛叶

(16) 第Ⅰ躯体运动区位于(　　)。
A. 距状沟两侧的皮质 B. 颞横回
C. 中央后回和中央旁小叶后部 D. 中央前回和中央旁小叶前部

E. 额下回后部

(17)视觉性语言中枢(阅读中枢)位于(　　)。

A. 距状沟上、下的皮质　　B. 额下回的后部

C. 角回　　D. 额中回的后部

E. 颞上回的后部

(18)运动性语言中枢(说话中枢)位于(　　)。

A. 额下回后部　　B. 额中回后部

C. 颞横回　　D. 角回

E. 颞上回后部

2. 多项选择题

(1)关于脊髓的描述,正确的是(　　)。

A. 上端于枕骨大孔水平与延髓相延续

B. 下端在成人平第1腰椎下缘,新生儿第3腰椎水平

C. 颈膨大从第5颈髓节段至第1胸髓节段,其出现与管理上肢的感觉、运动神经元的数量增加有关

D. 腰骶膨大从第1腰髓节段至第3骶髓节段,其出现与管理下肢的感觉、运动神经元的数量增加有关

E. 前、后外侧沟分别为脊神经前、后根附着于脊髓的部位

(2)脑干包括(　　)。

A. 脑桥　　B. 延髓

C. 中脑　　D. 间脑

E. 小脑

(3)关于延髓的描述,正确的是(　　)。

A. 腹侧前正中裂两侧有锥体,由其深面的锥体束聚集而成

B. 锥体的外侧有橄榄,其深部埋藏有下橄榄核

C. 锥体与橄榄之间的前外侧沟处有舌下神经根和舌咽神经根附着

D. 在橄榄背侧,自上而下有Ⅸ、Ⅹ、Ⅺ三对脑神经根附着

E. 背侧下部由内向外依次为小脑下脚、楔束结节和薄束结节

(4)属于一般内脏运动性的脑神经核有(　　)。

A. 迷走神经背核　　B. 上、下泌涎核

C. 孤束核　　D. 动眼神经副核

E. 疑核

(5)与舌咽神经相关的核团有(　　)。

A. 迷走神经背核　　B. 下泌涎核

C. 孤束核 D. 楔束核

E. 疑核

(6)属于下丘脑的结构有( )。

A. 灰结节 B. 外侧膝状体

C. 乳头体 D. 视交叉

E. 漏斗

(7)关于大脑半球分叶的描述,正确的是( )。

A. 外侧沟以上、中央前沟以前的部分为额叶

B. 顶枕沟至枕前切迹连线以后的部分为枕叶

C. 外侧沟以下、枕叶以前为颞叶

D. 外侧沟深部为岛叶

E. 外侧沟上方、中央沟后方、顶枕沟以前的部分为顶叶

(8)关于内囊的描述,错误的是( )。

A. 是位于豆状核外侧的白质 B. 由大脑半球内的灰质构成

C. 由大脑半球的连合纤维构成 D. 可分为前肢、膝和后肢3部分

E. 由大脑半球的联络纤维构成

(9)基底核包括( )。

A. 尾状核 B. 豆状核

C. 屏状核 D. 背侧丘脑

E. 杏仁体

(10)关于内囊的描述,正确的是( )。

A. 是位于尾状核、背侧丘脑与豆状核之间的V形空隙

B. 由联系大脑皮质和皮质下结构间的上、下行纤维束构成

C. 内囊前肢是位于豆状核和尾状核头之间的白质

D. 内囊后肢是位于豆状核和尾状核之间的白质

E. 膝部是位于前、后肢汇合处的白质

3. 名词解释

(1)马尾(cauda equina)。

(2)脑干(brain stem)。

(3)基底核。

(4)胼胝体。

(5)内囊(internal capsule)。

4. 问答题

(1)简述脊髓的位置及其外形上的结构特征。

(2)简述脑干的组成及其与各部相连的结构。

(3)简述大脑半球的分叶与各面主要的沟、回。

(4)简述内囊的位置、分部及损伤后的主要症状。

5. 思考题

(1) 何谓脊髓空洞症？有哪些症状？结合解剖学知识解释此病会损伤哪种结构。

(2) 严重癫痫病人有时需行胼胝体切开术（又称"裂脑术"）进行治疗。请根据所学解剖学知识，分析此手术方式的优缺点。

（任振华　徐金勇　刘梅梅）

医学小课堂　　本章思维导图

第十四章　神经系统传导通路

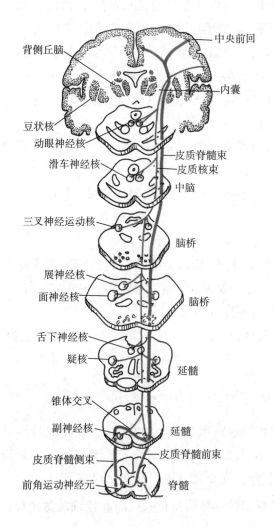

锥体系中的皮质脊髓束和皮质核束

实验一　感觉传导通路

一、实验目的与要求

(1) 掌握躯干和四肢意识性本体感觉(深感觉)和精细触觉传导通路的组成；熟悉其传导途径；了解传导通路中各部损伤的临床表现。

(2) 掌握躯干和四肢痛温觉、粗略触觉和压觉(浅感觉)传导通路的组成；熟悉其传导途径；了解传导通路中各部损伤的临床表现。

(3) 熟悉头面部痛温觉、粗略触觉和压觉(浅感觉)传导通路的组成和途径；了解传导通路中各部损伤的临床表现。

(4) 掌握视觉传导通路和瞳孔对光反射通路的组成；熟悉其传导途径；了解传导通路中各部损伤的临床表现。

(5) 了解听觉传导通路的组成、途径和各部损伤的临床表现。

二、实验教具

(1) 标本　脊髓、脑干、端脑各关键部位的横断面切片标本；脊神经节和三叉神经节标本；视神经、视交叉及视束标本；脑正中矢状切面标本等。

(2) 模型　各传导通路立体模型等。

(3) 其他　挂图、图谱、课件、教学录像、多媒体数码互动教学系统、AI智慧系统等。

三、观察方法

在掌握各感觉传导通路理论知识的基础上，在相应传导通路立体模型，脊神经节和三叉神经节标本，脊髓、脑干、端脑各关键部位的横断面切片标本，脑正中矢状切面标本和视神经、视交叉及视束标本上观察。

1. 躯干和四肢意识性本体感觉(深感觉)和精细触觉传导通路

第1级神经元位于脊神经节内，其中枢突在脊髓后索内上升，形成薄束(来自第5胸节以下的脊神经节)和楔束(来自第4胸节以上的脊神经节)。第2级神经元为薄束核和楔束核，其轴突左右交叉，形成内侧丘系交叉，交叉后纤维形成内侧丘系。第3级神经元为背侧丘脑腹后外侧核，其轴突经内囊后肢投射到大脑皮质中央后回的中、上部，中央旁小叶后部和中央前回。注意理解交叉前、后损伤的主要临床表现。

2. 躯干和四肢痛温觉、粗略触觉和压觉(浅感觉)传导通路

第1级神经元位于脊神经节内。第2级神经元为脊髓后角固有核(位于第Ⅰ、Ⅳ～Ⅶ层),其轴突经白质前连合上行1～2个脊髓节段,后交叉至对侧,在外侧索和前索内上行,分别形成脊髓丘脑侧束(痛温觉)和脊髓丘脑前束(粗略触觉和压觉)。第3级神经元为背侧丘脑腹后外侧核,其轴突经内囊后肢投射到大脑皮质中央后回的中、上部和中央旁小叶后部。注意理解交叉前、后损伤的主要临床表现。

3. 头面部痛温觉、粗略触觉和压觉(浅感觉)传导通路

第1级神经元位于三叉神经节内。第2级神经元为脑干内的三叉神经脑桥核和三叉神经脊束核,其轴突交叉至对侧组成三叉丘系。第3级神经元为背侧丘脑腹后内侧核,其轴突形成丘脑中央辐射经内囊后肢投射至大脑皮质中央后回的下部。注意理解交叉前、后损伤的主要临床表现。

4. 视觉传导通路和瞳孔对光反射通路

(1)视觉传导通路 第1级神经元为眼球视网膜上的双极细胞。第2级神经元为视网膜上的节细胞,其轴突形成视神经,经视神经管入颅后形成视交叉(注意在视交叉中,来自两眼鼻侧半视网膜的纤维交叉,来自颞侧半视网膜的纤维不交叉)。第3级神经元胞体位于外侧膝状体内,其轴突形成视辐射,经内囊后肢投射至大脑半球距状沟两侧皮质。注意理解视觉传导通路中视神经、视交叉中央部、视交叉外侧部及交叉以后结构损伤的临床表现。

(2)瞳孔对光反射通路 传入神经包括视神经、视交叉和视束,反射中枢位于脑干的上丘臂、顶盖前区、双眼动眼神经副核,传出神经为动眼神经(副交感纤维,经睫状神经节换元后发出睫状短神经至瞳孔括约肌)。注意理解各部分损伤所致的瞳孔对光反射的改变。

5. 听觉传导通路

第1级神经元为蜗神经节内的双极细胞,其中枢突形成蜗神经。第2级神经元为蜗神经腹侧、背侧核,其轴突大部分交叉至对侧形成外侧丘系,少数纤维不交叉进入同侧外侧丘系走行,最终到达下丘。第3级神经元位于下丘,由下丘发出纤维经下丘臂到达内侧膝状体,内侧膝状体发出纤维形成听辐射,经内囊后肢投射至大脑半球颞横回附近的皮质。注意理解听觉传导通路中交叉前、后结构损伤的临床表现。

实验二　运动传导通路

一、实验目的与要求

(1)掌握锥体系的组成和特点；熟悉上、下运动神经元损伤后的相关临床表现。

(2)了解锥体外系的组成。

二、实验教具

(1)标本　脊髓、脑干、端脑各关键部位的横断面切片标本；脑正中矢状切面标本等。

(2)模型　各传导通路立体模型等。

(3)其他　挂图、图谱、课件、教学录像、多媒体数码互动教学系统、AI智慧系统等。

三、观察方法

在掌握各运动传导通路理论知识的基础上，在脊髓、脑干、端脑各关键部位的横断面切片标本、脑正中矢状切面标本，以及各传导通路立体模型上观察。

1. 锥体系

(1)皮质脊髓束　上运动神经元为中央前回中、上部和中央旁小叶前部的锥体细胞，其轴突形成皮质脊髓束，下行经内囊后肢至延髓锥体，75%～90%的纤维交叉至对侧，形成皮质脊髓侧束，在对侧脊髓的外侧索内下行，逐节终止于脊髓前角细胞。小部分没有交叉的纤维形成皮质脊髓前束，在同侧脊髓的前索内下降终止于两侧脊髓前角细胞(仅到达上胸节)。下运动神经元为脊髓前角细胞，其轴突形成脊神经。注意观察皮质脊髓束在内囊、脑干各部和脊髓的位置及交叉位置，思考此传导通路的上、下神经元损伤会出现的临床表现。上运动神经元损伤的患者表现为肌张力增高、硬瘫、深反射亢进、浅反射减弱或消失、出现病理反射、肌萎缩早期不明显等；下运动神经元损伤的患者表现为肌张力消失、软瘫、深反射消失、浅反射消失、病理反射不出现、肌萎缩明显等。

(2)皮质核束　上运动神经元为中央前回下部等处的锥体细胞，其轴突集合形成皮质核束，大部分纤维经内囊膝下行陆续分出至双侧脑神经运动核(动眼神经核、滑车神经核、展神经核、三叉神经运动核、面神经核上半、疑核和副神经核)，小部分纤维完全交叉止于对侧面神经核下半和舌下神经核。下运动神经元为脑干内的上述8个躯体运动神经核团,其轴突形成相应脑神经。注意理解核上、下瘫的临床表现。

2. 锥体外系

锥体外系主要通路包括皮质-新纹状体-背侧丘脑-皮质环路、新纹状体-黑质环路、皮质-脑桥-小脑-皮质环路等。

肌力和肌张力

肌力是指骨骼肌运动时的最大收缩力。检查时,嘱被检查者做肢体伸屈动作,检查者从相反方向给予阻力,测试被检查者对阻力的克服力量,并注意两侧比较。肌力的记录采用0~5级的六级分级法:0级,完全瘫痪,测不到肌收缩;1级,仅测到肌收缩,但不能产生动作;2级,肢体不能抬离床面,只能在床面上水平移动;3级,肢体能抬离床面,但不能抗阻力;4级,能做抗阻力动作,但不完全;5级,正常肌力。不同程度的肌力减退可分别称为完全性瘫痪和不完全性瘫痪(轻瘫);不同部位或不同组合的瘫痪可分别称为单瘫(单一肢体瘫痪,如脊髓灰质炎)、偏瘫(一侧肢体瘫痪,常伴同侧脑神经损害,如颅内病变或脑卒中)、交叉性偏瘫(一侧肢体瘫痪和对侧脑神经损害,如脑干病变)和截瘫(双侧下肢瘫痪,如脊髓外伤、炎症等横贯性损伤)。

肌张力是指静息状态下的骨骼肌紧张度和被动运动时遇到的阻力,其实质为牵张反射,即骨骼肌受到外力牵拉时产生的收缩反应。检查时,嘱被检查者放松骨骼肌,检查者根据触摸骨骼肌的硬度以及伸屈肢体时感知肌对被动伸屈的阻力作判断。如触摸骨骼肌有坚实感,伸屈肢体时阻力增加,则为肌张力增高,锥体系损害表现为痉挛状态(折刀现象),锥体外系损害表现为铅管样强直;如骨骼肌松软,伸屈肢体时阻力低,关节运动范围扩大,则为肌张力降低,见于下运动神经元病变、小脑病变和肌源性病变等。

练 习 题

1. 单项选择题

(1) 面部痛温觉传导通路中第 2 级神经元胞体位于(　　)。

　　A. 薄束核和楔束核　　　　　B. 三叉神经脑桥核

　　C. 脊髓后角　　　　　　　　D. 三叉神经脊束核

　　E. 背侧丘脑腹后内侧核

(2) 皮质脊髓束纤维交叉的水平位于(　　)。

　　A. 内囊　　　　　　　　　　B. 中脑大脑脚底

　　C. 脑桥基底部　　　　　　　D. 延髓锥体下端

　　E. 脊髓内

(3) 右侧视束损伤可出现(　　)。

　　A. 右眼颞侧半视野偏盲　　　B. 右眼视野全盲

　　C. 左眼鼻侧半视野偏盲　　　D. 两眼右侧半视野偏盲

　　E. 两眼左侧半视野偏盲

(4) 传导躯干、四肢痛温觉和粗略触觉的第 2 级神经元胞体位于(　　)。

　　A. 脊髓后角　　　　　　　　B. 脊髓侧角

　　C. 背侧丘脑腹后内侧核　　　D. 背侧丘脑腹后外侧核

　　E. 薄束核和楔束核

(5) 仅接受对侧皮质核束支配的核团有(　　)。

　　A. 动眼神经核　　　　　　　B. 滑车神经核

　　C. 展神经核　　　　　　　　D. 舌下神经核

　　E. 三叉神经运动核

(6) 关于锥体束的描述，正确的是(　　)。

　　A. 主要由中央前回和中央旁小叶后部的锥体细胞轴突组成

　　B. 主要由中央后回和中央旁小叶前部的锥体细胞轴突组成

　　C. 其中皮质脊髓前束止于同侧的脊髓前角细胞

　　D. 其中皮质脊髓侧束止于同侧的脊髓前角细胞

　　E. 其中皮质核束止于双侧脑神经躯体运动核

2. 多项选择题

(1) 关于躯干和四肢意识性本体感觉(深感觉)和精细触觉传导通路的描述，正确的是(　　)。

A. 第 1 级神经元胞体在脊神经节内

B. 第 2 级神经元胞体在脊髓后角

C. 第 3 级神经元胞体在背侧丘脑腹后外侧核

D. 第 2 级纤维交叉形成内侧丘系交叉

E. 经内囊后肢

(2)锥体系的结构与功能特点是(　　)。

A. 由上、下运动神经元组成　　　B. 支配骨骼肌随意运动

C. 包括皮质脊髓束和皮质核束　　D. 经过内囊

E. 协调骨骼肌运动

(3)只接受对侧皮质核束支配的脑神经核是(　　)。

A. 舌下神经核　　　　　　　　　B. 面神经核下部

C. 面神经核上部　　　　　　　　D. 三叉神经运动核

E. 滑车神经核

(4)上运动神经元损伤所具有的特点是(　　)。

A. 痉挛性瘫痪　　　　　　　　　B. 肌张力增高

C. 腱反射亢进　　　　　　　　　D. 浅反射减弱或消失

E. 肌萎缩早期不明显

(5)下运动神经元损伤所具有的特点是(　　)。

A. 弛缓性瘫痪　　　　　　　　　B. 肌萎缩不明显

C. 病理反射阳性　　　　　　　　D. 腱反射消失

E. 肌萎缩明显

3. 名词解释

(1)上运动神经元。

(2)下运动神经元。

(3)锥体系(pyramidal system)。

4. 问答题

(1) 简述躯干和四肢意识性本体感觉传导通路。

(2) 简述针刺小指皮肤引起痛觉的传导途径。

(3) 简述下牙疼痛的传导途径。

(4) 分析视交叉中央部损伤、一侧视束或内囊损伤后出现的视野缺损。

(5) 简述皮质脊髓束的传导通路。

(6)简述面神经和舌下神经核上、下瘫的临床表现。

5. 思考题

何谓上、下运动神经元？请结合所学解剖学知识,描述其损伤后的表现。

（徐金勇　任振华）

医学小课堂　　本章思维导图

第十五章 脑和脊髓的被膜、血管及脑脊液循环

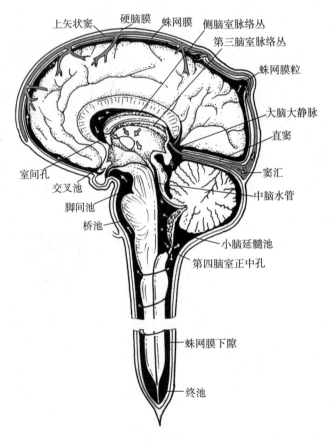

脑脊液循环模式图

…

实验一　脑和脊髓的被膜及脑脊液循环

一、实验目的与要求

（1）掌握各层脊髓被膜的名称和特点；掌握蛛网膜下隙及硬膜外隙的概念和临床意义。

（2）掌握各层脑膜的名称；掌握硬脑膜的组成、特点、主要形成物及硬脑膜窦的名称、位置和引流；熟悉海绵窦的位置、内容物和交通；熟悉蛛网膜粒和脉络丛的概念。

（3）掌握脑室系统的组成及脑脊液循环的途径。

二、实验教具

（1）标本　脊髓及其被膜的离体标本；硬脑膜标本；硬脑膜窦标本；经海绵窦的头部冠状切面标本；头颅正中矢状切面标本；脑室铸型标本。

（2）模型　颈椎横断面模型（示脊髓及其被膜）；硬脑膜窦模型；脑室模型。

（3）其他　挂图、图谱、课件、教学录像、多媒体数码互动教学系统、AI 智慧系统等。

三、观察方法

1. 脊髓的被膜

在脊髓及其被膜的离体标本和颈椎横断面模型（示脊髓及其被膜）上观察。

脊髓的表面可见 3 层被膜，由外向内依次为硬脊膜、脊髓蛛网膜和软脊膜。硬脊膜厚而坚韧；脊髓蛛网膜薄而透明，不含血管，紧贴于硬脊膜内面；软脊膜薄而富含血管，紧贴在脊髓表面，在脊髓下端包裹脊髓圆锥延续为终丝，向下与尾骨相连。

硬脊膜与椎管骨膜之间的间隙为硬膜外隙，内含有疏松结缔组织、脂肪组织、淋巴管和静脉丛。此间隙不与颅内相通，有脊神经根通过，是临床硬膜外麻醉药物注入的部位。脊髓蛛网膜与软脊膜之间的间隙为蛛网膜下隙，间隙内充满脑脊液。模拟脑脊液穿刺，观察穿刺时经过的结构（分别为皮肤、浅筋膜、深筋膜、棘上韧带、棘间韧带、黄韧带、硬膜外隙、硬脊膜、脊髓蛛网膜和蛛网膜下隙）。

2. 脑的被膜

在硬脑膜标本、硬脑膜窦标本和模型、经海绵窦的头部冠状切面标本、头颅正中矢状切面标本和脑室模型上观察。

脑的被膜由外向内依次为硬脑膜、脑蛛网膜和软脑膜。

(1)硬脑膜及其形成结构 硬脑膜为厚而坚韧的双层膜,其间有脑膜中动脉走行。在颅腔内硬脑膜主要形成大脑镰、小脑幕、鞍膈和小脑镰。①大脑镰呈镰刀形,深入大脑纵裂,分隔两大脑半球;②小脑幕呈半月形,深入大脑横裂,分隔大脑枕叶和小脑半球,其后外侧缘附着于枕骨和颞骨,前内侧缘游离,形成幕切迹。注意观察小脑幕切迹与中脑的位置关系。

硬脑膜和硬脑膜窦

硬脑膜窦:观察主要硬脑膜窦的位置及交通。①上矢状窦位于大脑镰上缘,向后通窦汇;②下矢状窦位于大脑镰下缘,向后汇入直窦;③直窦位于大脑镰和小脑幕相接处,向后通窦汇;④横窦位于小脑幕后外侧缘附着处的枕骨横窦沟处,连接窦汇与乙状窦;⑤乙状窦位于乙状窦沟内,在颈静脉孔处移行为颈内静脉;⑥海绵窦位于蝶鞍两侧,是两层硬脑膜之间的不规则腔隙,窦内有颈内动脉和展神经通过,窦的外侧壁自上而下有动眼神经、滑车神经、三叉神经的分支眼神经和上颌神经通过。

(2)脑蛛网膜 脑蛛网膜在上矢状窦内,形成许多"绒毛状"突起,即为蛛网膜粒,脑脊液可经此回流入上矢状窦。

(3)软脑膜 软脑膜薄而富有血管,紧贴于脑表面并深入沟、裂之中,在某些部位,软脑膜参与形成脉络组织和脉络丛。在侧脑室的中央部和下角、第三脑室与第四脑室顶部,呈长索条葡萄状的细突起为脉络丛,是产生脑脊液的部位。

3. 脑脊液循环

在头颅正中矢状切面标本、脑室铸型标本和脑室模型上观察。

观察侧脑室、第三脑室、中脑水管和第四脑室的外形及交通情况。注意观察各脑室脉络丛的位置及突入上矢状窦内的蛛网膜粒。辨认室间孔、第四脑室外侧孔及正中孔,理解脑脊液的产生部位及循环途径。

实验二 脑和脊髓的血管

一、实验目的与要求

(1)掌握颈内动脉、椎动脉和基底动脉的行径及主要分支;熟悉大脑前、中、后动脉的主要供血区;掌握大脑动脉环的组成。

第十五章 脑和脊髓的被膜、血管及脑脊液循环

(2) 了解脊髓动脉的来源及分布特点。

(3) 了解脑和脊髓的静脉。

二、实验教具

(1) 标本 脑下面、内侧面和上外侧面的动脉标本；离体脊髓标本；脑浅、深静脉标本。

(2) 模型 脑动脉模型；脑浅、深静脉模型；颈椎横断面模型。

(3) 其他 挂图、图谱、课件、教学录像、多媒体数码互动教学系统、AI智慧系统等。

三、观察方法

1. 脑的动脉

在脑下面、内侧面和上外侧面的动脉标本及脑动脉模型上观察。

(1) 颈内动脉系 在视交叉前外侧可见左、右颈内动脉末端及其分支大脑前动脉、大脑中动脉和后交通动脉。①大脑前动脉进入大脑纵裂，沿胼胝体沟向后行，发出分支分布于顶枕沟以前的半球内侧面及额叶下面一部分和额、顶两叶的上外侧面的上部；②大脑中动脉沿外侧沟向后上行走，分支分布于大脑半球上外侧面的大部分；③后交通动脉向后连于大脑后动脉。

脑血管

(2) 椎-基底动脉系 左、右椎动脉在延髓脑桥沟处汇合成1条基底动脉，沿脑桥基底沟上行至脑桥上缘，发出终末支左、右大脑后动脉。大脑后动脉绕大脑脚向后，到达枕叶和颞叶的内侧面及下面。此外，椎动脉与基底动脉还可沿途发出分支营养脊髓、小脑和脑干。

(3) 大脑动脉环（Willis环） 大脑动脉环位于脑底下方，环绕视交叉、灰结节及乳头体周围，由两侧大脑前动脉的起始段、两侧颈内动脉末段、两侧大脑后动脉借前、后交通动脉共同组成。

2. 脊髓的动脉

在离体脊髓标本上观察。

由两侧椎动脉发出的左、右脊髓前动脉在延髓腹侧面下部合成一干，沿脊髓前正中裂下行；脊髓后动脉由两侧椎动脉发出后，向后进入脊髓后外侧沟下行。

3. 脑和脊髓的静脉

在脑浅、深静脉标本和模型，离体脊髓标本和颈椎横断面模型上观察。

(1) 脑的静脉 脑的静脉分浅、深两组。

浅组以端脑外侧沟为界分为3组：①大脑上静脉（外侧沟以上），收集大脑半球上外侧面和内侧面上部的血液，注入上矢状窦。②大脑下静脉（外侧沟以下），收集大脑半球上外侧面下部和半球下面的血液，注入横窦和海绵窦。③大脑中静脉又分为浅、深两组，大脑中浅静脉沿外侧沟向前下，注入海绵窦，收集半球上外侧面近外侧沟附近的静脉；大脑中深静脉收集岛叶的血液，最终汇合形成基底静脉，基底静脉注入大脑大静脉。

深组包括：①大脑内静脉，由脉络膜静脉和丘脑纹静脉在室间孔后上缘汇合形成；②大脑大静脉，由两侧大脑内静脉向后至松果体后方汇合形成，继而在胼胝体压部的后下方注入直窦。

(2) 脊髓的静脉　脊髓前、后静脉由脊髓内的小静脉汇集而成，通过前、后根静脉注入硬膜外隙的椎内静脉丛。

颈内动脉在脑血管造影像中的分段

颈内动脉在甲状软骨上缘高度起自颈总动脉，按其行程，以颅底的颈动脉管外口为界，分为颅外段和颅内段。

颅外段又称颈段，为颈内动脉各段中最长的一段，先在颈外动脉的后外侧上行，后转至颈外动脉的后内侧，沿咽侧壁达颅底。

颅内段在血管造影像上常分为5段：C5段（颈动脉管段、岩骨段或神经节段），行于颞骨岩部的颈动脉管内，先向上，后弯向前内，在颈动脉管内口处，隔着硬脑膜与三叉神经节紧邻；C4段（海绵窦段），在后床突附近入海绵窦，稍上升后转为近水平位，沿蝶骨体两侧的颈动脉沟呈S形前行，达前床突后沿前床突内侧的凹沟弯转向上，移行为前膝段；C3段（前膝段或虹吸弯），在前床突附近，呈C形，自前床突内侧弯向后上穿海绵窦顶部的硬脑膜，眼动脉自此段或此段与海绵窦段移行处发出，向前伴视神经穿视神经管入眶；C2段（交叉池段或床突上段），在海绵窦上方的蛛网膜下隙（交叉池）内水平后行，于前穿质下方续为后膝段；C1段（后膝段或终段），通常指参与Willis环的一段，在后床突前向前上至分叉处，此段发出后交通动脉、脉络丛前动脉、大脑前动脉和大脑中动脉。C1段分出大脑前动脉（A1段）和大脑中动脉（M1段）处称为颈内动脉分叉部，在颈内动脉造影的前后位片上，分叉部呈T形；在侧位片上，颈内动脉的C4、C3和C2呈C形弯曲，称为虹吸部，是动脉硬化的好发部位。

练 习 题

1. 单项选择题

(1) 关于硬膜外隙的描述,错误的是（　　）。
　A. 有脊神经根通过　　　　B. 略呈负压
　C. 与颅内相通　　　　　　D. 内含静脉丛
　E. 隙内不含脑脊液

(2) 颈内动脉通过海绵窦的（　　）。
　A. 内侧壁　　　　　　　　B. 外侧壁
　C. 上壁　　　　　　　　　D. 下壁
　E. 腔内

(3) 关于终丝的描述,正确的是（　　）。
　A. 由神经纤维组成　　　　B. 属于脊神经的根丝
　C. 由软脊膜形成　　　　　D. 内有中央管
　E. 由脊髓下端的白质延伸而成

(4) 不参与形成大脑动脉环的是（　　）。
　A. 大脑前动脉　　　　　　B. 大脑后动脉
　C. 大脑中动脉　　　　　　D. 后交通动脉
　E. 颈内动脉

(5) 产生脑脊液的结构是（　　）。
　A. 各脑室上皮　　　　　　B. 脉络丛
　C. 蛛网膜　　　　　　　　D. 软膜
　E. 蛛网膜粒

2. 多项选择题

(1) 通过海绵窦的结构有（　　）。
　A. 眼神经　　　　　　　　B. 颈内动脉
　C. 动眼神经　　　　　　　D. 滑车神经
　E. 上颌神经

(2) 脑脊液位于（　　）。
　A. 蛛网膜下隙　　　　　　B. 硬膜外隙
　C. 第三脑室　　　　　　　D. 中脑水管
　E. 侧脑室

(3)关于脑静脉的描述,正确的是( )。

A. 可分为深、浅静脉

B. 浅静脉分别注入附近的硬脑膜窦

C. 不与脑动脉伴行

D. 深静脉最后汇成1条大脑大静脉

E. 大脑大静脉注入直窦

3. 名词解释

(1)硬膜外隙(epidural space)。

(2)蛛网膜下隙(subarachnoid space)。

(3)蛛网膜粒。

(4)大脑动脉环(Willis环)。

4. 问答题

(1)简述硬脑膜窦的名称、位置及回流途径。

(2)简述腰椎穿刺的选择部位、原因及其穿刺时穿经结构。

(3) 简述脑脊液的产生部位及循环途径。

5. 思考题

颅腔内有硬膜外隙吗？临床上"硬膜外血肿"发生在何处？

（任振华　徐金勇）

医学小课堂　本章思维导图

第十六章　内分泌系统

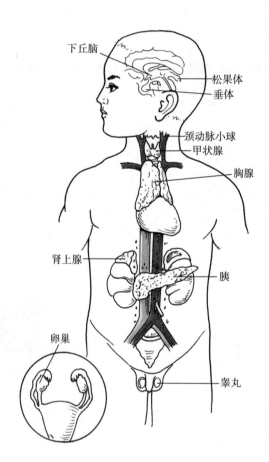

内分泌系统概况

实验　内分泌腺

一、实验目的与要求

(1)掌握内分泌系统的组成及结构特点。
(2)熟悉甲状腺、肾上腺、垂体、松果体的形态、位置和功能。

二、实验教具

(1)标本　全身内分泌腺标本;甲状腺标本(连喉和气管);头颅正中矢状切面标本等。
(2)模型　全身内分泌腺模型;甲状腺模型;头颅正中矢状切面模型等。
(3)其他　挂图、图谱、课件、教学录像、多媒体数码互动教学系统、AI智慧系统等。

三、观察方法

1. 内分泌腺概述

在全身内分泌腺标本和模型上观察。

在颈部,甲状腺位于喉与气管的前方;在甲状腺侧叶的后方有甲状旁腺。在胸骨柄的后方有胸腺;在肾脏的上方有肾上腺;在盆腔的侧壁有卵巢(女性);在阴囊内有睾丸(男性)。

2. 甲状腺和甲状旁腺

在甲状腺标本(连喉和气管)和模型上观察。

(1)甲状腺　甲状腺位于颈前部,灰黄色,呈 H 形,由左、右侧叶和中间的甲状腺峡组成。侧叶位于喉下部和气管颈部的前外侧,上端到达甲状软骨中部,下端至第 6 气管软骨环。甲状腺峡位于第 2~4 气管软骨环的前方。注意理解"气管切开术常在第 3~5 气管软骨环处施行"。

(2)甲状旁腺　黄豆大小,扁椭圆形,位于甲状腺侧叶的后方,通常有上、下 2 对。上甲状旁腺的位置较恒定,位于甲状腺侧叶后缘上、中 1/3 交界处;下甲状旁腺的位置变异较大,多位于甲状腺侧叶后缘靠近下端的甲状腺下动脉处。须注意,甲状旁腺有时埋入甲状腺实质内,不易寻找。

3. 垂体和松果体

在头颅正中矢状切面标本和模型上观察。

垂体位于垂体窝内，向上通过垂体柄与下丘脑的漏斗相连。

松果体呈椭圆形，位于中脑上丘上方、背侧丘脑后上方。

甲状腺检查方法

临床上，甲状腺疾病较为常见，如单纯性甲状腺肿、甲状腺功能亢进症、甲状腺结节和甲状腺癌等。

视诊：观察甲状腺的大小和对称性，正常人甲状腺外观不突出。

触诊：可从前面或后面进行触诊，较视诊更能明确甲状腺的轮廓和病变性质。检查时，可嘱被检查者做吞咽动作，可触及甲状腺随喉的活动而上下移动。

听诊：当触及甲状腺肿大时，用钟形听诊器直接放在肿大的甲状腺上，如听到低调的连续性静脉"嗡鸣"音，对诊断甲亢很有帮助；在弥漫性甲状腺肿伴功能亢进者，还可听到收缩期动脉杂音。

甲状腺肿大可分为3度：Ⅰ度，不能看出肿大但能触及；Ⅱ度，能看到肿大又能触及，但在胸锁乳突肌以内；Ⅲ度，超过胸锁乳突肌外缘。

练 习 题

1. 单项选择题

(1)下列结构中,不属于内分泌腺的是(　　)。

A. 甲状腺　　　　　　　　B. 松果体

C. 甲状旁腺　　　　　　　D. 胰

E. 肾上腺

(2)关于甲状腺的描述,正确的是(　　)。

A. 位于喉下部和气管颈部的两侧和后面

B. 侧叶下端可达第3或第4气管软骨环

C. 峡部位于第1至第2气管软骨环前方

D. 呈灰黄色

E. 甲状腺可随吞咽动作上下移动

2. 多项选择题

(1)内分泌腺包括(　　)。

A. 甲状旁腺　　　　　　　B. 松果体

C. 甲状腺　　　　　　　　D. 胰

E. 肾上腺

(2)与生长发育有关的内分泌腺有(　　)。

A. 甲状腺　　　　　　　　B. 松果体

C. 甲状旁腺　　　　　　　D. 胰

E. 肾上腺

3. 名词解释

(1)腺垂体。

(2)甲状腺鞘。

4. 问答题

(1) 简述内分泌腺的定义及组成。

(2) 简述甲状腺的位置和形态。

5. 思考题

侏儒症、呆小症分别与哪种内分泌腺分泌激素异常有关？你还知道哪些？

（徐金勇　任振华）

本章思维导图